CORPS
CONSCIENCE
INCONSCIENT

XXXXVIIIe Congrès
de la Société Française de Sophrologie

CORPS
CONSCIENCE
INCONSCIENT

Sous la direction de
Jean-François FORTUNA et Claude CHATILLON
avec la collaboration de
Claudie TERK-CHALANSET

L'Harmattan

5-7, rue de l'Ecole-Polytechnique, 75005 Paris

http://www.editions-harmattan.fr

ISBN : 978-2-343-12499-5
EAN : 9782343124995

Congrès anniversaire

des 50 ans

de la

Société Française de Sophrologie

3 et 4 décembre 2016
Faculté de Médecine Paris Descartes

Autres publications de la SFS aux éditions L'Harmattan :

La sophrologie face aux difficultés de la vie
Dépressions et chemins de vie
L'hystérie dans tous ses états
Les différents modes d'être au temps
L'amour au temps des thérapies
Violences…
Les images en sophrologie
La sophrologie face au changement
Sophrologie et Créativité
Sophrologie et Addictions
La place de la Sophrologie dans l'avenir de notre société
Sophrologie et Estime de soi
Le sophrologue face aux attentes du sujet en crise
Sophrologie sans Frontières
Sophrologie et Vie quotidienne
Traumatismes et Résilience
Le temps des émotions

ACCUEIL AU CONGRÈS

Claude CHATILLON

1966-2016 la SFS a 50 ans !

Créée en 1966 par des chirurgiens-dentistes, des médecins, des psychologues, elle a tenu son premier congrès national à Arcachon avec 89 participants.

Elle se proposait de diffuser la sophrologie créée en Espagne par A. CAYCEDO, et propagée en Europe par les Suisses Raymond ABREZOL et Armand DUMONT.

Et dès l'année suivante, en 1968 on comptait 1500 sophrologues en France, ce qui la plaçait en tête des pays européens sous l'impulsion de nos fondateurs le Docteur BOURDEL, Jacques DONNARS, François GAY et bien d'autres…

Depuis la sophrologie n'a cessé de se développer, et particulièrement en France.

Mais la particularité de la SFS est d'avoir dès ses débuts, notamment par la voix de Roland CAHEN, psychiatre et psychanalyste, signalé que le concept de conscience était employé par CAYCEDO dans un sens tellement vaste, englobant subconscient, voire même inconscient, que le terme inconscient en était totalement évincé.

La SFS a donc, aussi bien dans le domaine de la recherche que de la pratique en sophrologie, pris en compte cette dimension, notamment :

- par un travail sur l'image du corps, lorsqu'on aborde ce socle sophrologique qu'est le schéma corporel comme réalité vécue,
- mais aussi dans la compréhension de l'action positive, deuxième concept fondamental, qui ne saurait sans danger ignorer les pulsions, le refoulé, l'ambivalence, pouvant surgir lors d'une pratique,
- et enfin dans le cadre de la réalité objective, qui nécessite, qu'on le dise ou non, la compréhension des notions de transfert et de projection.

La SFS a donc réfléchi et privilégié l'aspect sophrothérapeutique de la discipline et la prise en charge des souffrances psychiques et psychosomatiques nécessitant une connaissance des déterminants psychiques sous-jacents à l'œuvre, mais avec cette particularité de s'appuyer sur le corps mobilisé dans chaque pratique à travers une mobilisation motrice et psychique.

Des techniques spécifiques ont de ce fait été élaborées par le courant sophrothérapeutique et analytique de la sophrologie, revendiqué et défendu dès l'origine par Jean-Pierre HUBERT.

Henri BOON, psychiatre phénoménologue, a enrichi de ses réflexions la force de l'approche phénoménologique de la discipline.

Jacques DONNARS en France s'est beaucoup intéressé aux relations du corps propre avec l'image du corps ; il a enrichi par des exercices innovants la pratique dynamique de la sophrologie.

Des techniques spécifiques ont également été élaborées dans le domaine social et pédagogique par les premiers promoteurs de la sophrologie, notamment Raymond ABREZOL dans le domaine du sport, qui a très vite proposé aux sportifs de haut niveau l'entraînement par la sophrologie.

C'est ainsi que la sophrologie s'est enrichie au fil du temps de techniques spécifiques élaborées en fonction des évolutions, tant des besoins exprimés que des apports, des recherches et connaissances actualisées en sciences humaines ou fondamentales.

En ce qui concerne la SFS, elle continue de contribuer à cette recherche à travers ses congrès annuels.

Aujourd'hui nous avons choisi ce thème Corps – Conscience – Inconscient, en souhaitant que soient explorés lors de ce congrès, ces trois composants de l'être humain, qui le constituent, le définissent et le singularisent, et qui sont, pour le sophrologue, les différentes portes d'accès permettant d'aider au mieux chaque difficulté exprimée.

C'est en partant de cette circularité, de cette dynamique à l'œuvre en chacun, que la sophrologie appréhende l'être humain dans sa globalité en interaction avec son environnement.

Alors joyeux anniversaire à la SFS qui entre dans la maturité de son âge, et excellent congrès à tous.

RÉSUMÉS DES INTERVENTIONS

Ce sentiment global de soi – encore nommé sentiment physico-psychique de soi – est composé de trois éléments : les représentations mentales, les émotions et les sensations corporelles, le tout fonctionnant en interaction. Ces interactions sont pour partie conscientes, subconscientes ou inconscientes.

Le sophrologue a donc pour tâche non seulement de faciliter l'accès à la conscience, mais d'aider à l'inscription des accroches inconscientes, teintées d'émotions, dans le corps. Le non-verbal prend place grâce à un élargissement de la conscience.

Il s'agira également de libérer des tensions corporelles, des conflits inconscients, mais aussi de découvrir de nouvelles capacités qui seront reproductibles car devenues conscientes.

Cela se travaille avec et par le corps aussi bien en créant une relation et une écoute avec le ressenti corporel, mais aussi en impulsant une dynamique corporelle grâce aux relaxations actives.

Par exemple la SAP (Sophro-Acceptation Progressive) pour préparer un examen peut aider à faire prendre conscience de la charge émotionnelle et inconsciente rattachée à l'événement. La personne, ensuite, pourra se consacrer entièrement à son examen plutôt que de lutter contre ses angoisses ou ses vécus négatifs des examens.

Nous visons dans notre pratique à installer une circularité entre ces trois matrices pour que la personne accède au sentiment d'entièreté et d'adaptabilité.

Durant ces deux journées, nous avons rendu compte des différentes entrées possibles dans la circularité : Corps-Conscience-Inconscient.

C'est **Benoit FOUCHÉ** qui ouvre la première journée en nous parlant de « ***L'imagination matérialisante de Gaston Bachelard, prélude à l'imagination sensualisante de la sophrologie*** », avec pratique de RD1 et des 5 éléments.

Puis **Michèle FREUD** nous présente la « ***Sophrothérapie*** », forte de son expérience où le corps nous impose quelquefois de vraies souffrances et se fait l'écho, par ses manifestations sonores, d'une insatisfaction profonde dont nous ne sommes pas toujours conscients.

Pour comprendre ses messages, il est possible, en sophrothérapie, de l'introduire dans une dimension analytique, afin de l'ouvrir à une écoute intérieure.

Cette écoute du corps est le point de départ de toute thérapie à médiation corporelle.

L'objectif consiste à faire le lien entre le symptôme et certains éléments de son histoire personnelle, d'exprimer un ressenti de manière libre et associative et de réinstaurer un dialogue avec toutes les facettes de l'être.

La sophrothérapie est-elle accessible à tous ?

Quelles sont les précautions à prendre ?

Quel cadre y a-t-il lieu d'installer afin de la proposer en toute sécurité ?

Questions qu'elle analyse et commente à travers l'exposé de quelques vignettes cliniques.

Le professeur **Adalberto BARRETO** aborde la thérapie communautaire intégrative, outil qui nous vient du Brésil favorisant la communication et la recherche de solutions en groupe. En partant des difficultés et des souffrances des uns et des autres, le groupe permet de recréer un lien social, tout en mobilisant les ressources de chaque participant au profit de tous.

En partant de la question « ***De la parole du corps, à la réflexion et à la découverte de soi*** », il expose comment ensemble, en groupe, on peut déclencher un processus résilient à partir de ses vécus, de ses savoirs, de ses sagesses culturelles construites dans le silence et l'oubli.

Lorsque la bouche se tait, les organes parlent et lorsque la bouche parle, les organes se taisent.

Isabelle FONTAINE, dans son exposé sur « ***Le symptôme, révélateur de notre inconscient corporel*** » s'interroge, en ce début du XXIe siècle, où la SFS fête ses 50 ans, sur le rôle et la place du sophrologue face au symptôme. Ce sophrologue hybride, écologique marchant au carburant de l'inconscient, aidé de son intuition, tel un accordeur, va créer à partir de ce langage non-verbal un *terpnos logos* sur mesure, du haut de gamme en quelque sorte, afin de prendre soin de ce corps discordant. Ce corps selon sa respiration, ses images, ses émotions, ses tensions, ses douleurs ressenties, le sophrologue aura pour mission de le réaccorder. Ce sophrologue devient alors un harmoniseur des sens. Il va faire émerger le sens des sens !

Le symptôme est comme une langue étrangère pour la personne qui consulte. Le sophrologue est ainsi le traducteur qui établit des liens, des passerelles, entre le corps et le conscient, pour faire émerger cet inconscient corporel.

- Le corps parle, comment alors l'écouter ?
- Que se passe-t-il donc pendant la séance ?

Puis **Alain ZUILI** propose avec « ***JE, TU, IL, NOUS, VOUS, ILS, une pratique d'une sophro-tridimentionnalité*** », où il retrace plusieurs dizaines d'années, de près, de loin, comme témoin de la SFS.

Une séance où nous nous demandons ce que la SFS nous a apporté, et réciproquement, comment nous pouvons la nourrir.

Guy CORNEAU, dans une belle allocution, nous a fait « ***Cheminer vers la joie*** ».

La joie est l'émotion positive la plus forte et la plus complète que l'être humain puisse ressentir. Plus intense et plus profonde que le bonheur, la joie est la manifestation de notre puissance vitale. Mais la joie n'est pas volontaire et ne se décrète pas. Comment dès lors l'apprivoiser, la provoquer, la cultiver ?

Prendre le chemin de la joie, tout de suite, maintenant, sans plus attendre. Tel était la proposition de cette conférence assortie d'exercices pratiques qui visaient la transformation de nos états intérieurs et invitaient à une maîtrise de ces derniers. Le propos a expliqué aussi comment et pourquoi l'expression au quotidien de nos talents et aptitudes est à même de réveiller la joie en nous. Car la joie sommeille en tout être et n'attend que notre présence aimante pour favoriser notre bonheur.

Jean-Luc COLIA a ensuite exposé « ***Une autre approche de la psychopathologie*** »

Le monde de la psychothérapie change. Dominé pendant des années par la psychanalyse, le courant des approches dites humanistes ou expérientielles se développe. Ces approches sont nées aux Etats-Unis dans le milieu des années 50 sous l'impulsion de MASLOW – PERLS – REICH – ROGERS, pour les plus connus.

C'est vraiment actuellement qu'elles prennent leur essor, peut-être dû à notre monde moderne, par le développement de la technologie et l'accélération du temps qui laissent à l'homme d'aujourd'hui le sentiment de ne plus être acteur, voire au cœur de son existence.

D'inspiration phénoménologique, toutes ces approches, y compris la Sophrothérapie, ont en commun de mettre l'Être Humain et son vécu subjectif au centre du processus thérapeutique.

Il y a maintenant presque 30 ans que Danièle RAYNAL a appelé son Ecole qu'il dirige actuellement « Ecole de Sophrologie Existentielle » (ISEBA) et qui est devenue « Ecole de Sophrologie et de Sophrothérapie Existentielle de Bordeaux ». Elle fut l'initiatrice du développement de ce courant de la sophrologie.

Si ce terme « Existentielle » est passé dans le langage de beaucoup de sophrologues, à l'époque l'Ecole comme ses stagiaires étaient regardés avec curiosité.

En quoi la sophrologie peut-elle être une thérapie existentielle ? Quelle est la spécificité de sa psycho-dynamique ?

Qu'entendons-nous par thérapie de l'existant ? Voilà les questions qu'il a abordées au cours de son intervention à ce congrès.

Aujourd'hui plus que tout, le monde et l'homme qui l'habite sont en recherche de sens. La Sophrothérapie Existentielle a toute sa place dans l'accompagnement des personnes en souffrance et dans le monde de la psychothérapie.

En introduction à la table ronde animée par **Claude CHATILLON**, **Claudie TERK-CHALANSET** et **Yannick JOUAN** autour du thème « ***Émois oubliés, parole en souffrance, corps de mémoire*** », **Yannick JOUAN** a présenté « ***La place de la sophrologie en Psychosomatique Intégrative*** ».

Elaborée par le Professeur Jean Benjamin STORA, « *la Psychosomatique Intégrative n'est pas l'intégration de la psychanalyse, de la médecine et des neurosciences, mais a pour objectif, en se référant à la théorie des systèmes, de rechercher les interrelations entre ces trois disciplines et d'établir les liens existants entre les nombreux niveaux du Vivant. Cette approche propose un modèle global des processus de somatisations prenant en considération l'ensemble des variables qualitatives (appareil psychique) et quantitatives (biologiques et al.) de l'unité psychosomatique des êtres humains* ».

Véronique ROUSSEAU-BARASZ a ensuite exposé « ***Ce que les apports des neurosciences, de la théorie de l'attachement et l'étude du syndrome post-traumatique ont changé dans sa pratique de sophrothérapeute*** ».

Il est question dans cette conférence d'illustrer la circulation corps – conscience – inconscient à partir d'un cas clinique. Il est aussi question de trouver la bonne porte d'entrée pour aider au mieux le patient dans la recherche de ses ressources sans créer de risque d'aggravation, tout en respectant le symptôme jusqu'à ce qu'un nouveau mode d'être au monde apparaisse.

Pour cela, elle s'appuie sur le travail du groupe en Métasophrologie et sur l'élaboration de nouveaux concepts qui facilitent le choix de telle ou telle méthode et créent une nouvelle dynamique au sein de la rencontre.

Patrick-André CHÉNÉ pose la question « ***Quid de l'inconscient en sophrologie ?*** »

Pour Binswanger, le maître à penser de Caycedo, la nature de l'inconscient a toujours été un sujet de désaccord avec Freud, désaccord dont on possède un témoignage passionnant dans leur courrier. Il en est de même pour Heidegger et Bross.

Si l'on considère que Caycedo a créé la sophrologie comme une discipline phénoménologique existentielle, et ne nous a finalement jamais parlé de sa propre conception de l'inconscient, il semble légitime de poser la question : Comment un sophrologue à la lumière de son épistémologie peut-il envisager d'aborder cette première topique freudienne de l'inconscient, du préconscient et du conscient ?

Le schéma d'inspiration phénoménologique existentielle légué par Caycedo propose une topique des structures de la conscience, comprenant les mondes des phénomènes sous-jacents, latents et présents.

Derrière les mots et les théories n'y a-t-il pas une rencontre possible ?

Dans son exposé « ***Pour une dynamique de la conscience : de la réflexivité à la réflexion*** », **Yannick FRIEH** rappelle comment, engagés depuis quelques années dans une nouvelle ère de mutations, nous sommes, nous les êtres humains, amenés à vivre en profondeur des transformations tant au niveau de nos modes de vie et de communication, qu'au niveau des valeurs sociétales, politiques, économiques et spirituelles. De cette modernité entre autres technologique, qu'en est-il de la Liberté, de la Responsabilité et de la Dignité de l'être humain ?

« *Science de la conscience et des valeurs de l'existence transcendantale de l'être* » telle que la définit A. Caycedo, la Sophrologie Existentielle dans sa démarche scientifique, sa dimension phénoménologique et sa pratique vivantielle, permet d'éveiller une nouvelle forme de conscience, d'adopter une nouvelle attitude pour penser, de créer un nouveau style de pensée et ainsi tendre « *à ce que les choses peuvent être autrement.* »

Avons-nous conscience d'être arrivés au bout d'un monde, le nôtre ?

Quel monde après la fin du monde ?

Puis **Gilles PENTECÔTE** aborde la « ***Pluralité de la conscience et pratiques méditatives*** ».

À la lumière d'une approche fondée sur les neurosciences, nous avons vécu ensemble plusieurs pratiques méditatives qui nous ont permis d'expérimenter le rapport entre l'attention et la conscience, l'inconscient, la conscience phénoménale, la pleine conscience, la conscience de soi en tant qu'image ou schéma corporel, la conscience sans objet, la conscience sans représentations et la conscience de la conscience de soi.

« ***Quand le sport met fréquemment en lumière ce superbe malentendu entre conscience et inconscient*** », c'est l'objet de la conférence de **Jean-Pascal CABRERA** qui porte sur une analyse d'une cohabitation entre les mécanismes de motivation consciente et les réseaux cachés des aspirations non conscientes. Le prisme du sport n'échappe pas à cette cohabitation ; contrairement à la majorité des troubles du comportement, le sport ouvre un possible chemin thérapeutique autonome, recouvrant et exploratoire.

Michel VERTALLIER et **Hervé COHEN** s'associent ensuite dans leur exposé « ***Le médecin et le patient : quand corps malade résonne avec conscient et inconscient*** ».

Un médecin soigne, selon sa formation, les corps, les esprits, voire les deux. De quelles façons son inconscient va-t-il interférer avec sa façon d'être, sa façon de soigner, ses pensées, ses émotions, ses comportements ? Comment l'inconscient du médecin va-t-il résonner avec celui de son patient ? Le médecin peut-il considérer son propre inconscient comme un allié ou un ennemi ? Comment la sophrologie peut-elle l'aider à négocier avec son inconscient ?

Une réflexion au carrefour des idées, des théories, et de la pratique.

Gérard THOURAILLE aborde ensuite « ***Le corps, la conscience, l'inconscient à l'aune de la vivance, de l'alliance et du logos.*** »

La situation sophronique donne à voir une dynamique puissante mêlant indissolublement vécu corporel et conscience intentionnelle. La notion de vivance exprime cette synergie. Comprise sous un éclairage non dualiste, la vie de conscience implique de l'inconscient et celui-ci n'est pas fondamentalement pathogène. Le corps, la conscience et l'inconscient interagissent au long d'un vécu sophronique qui, fait de parole et de sens (*logos*), associe alliance et transferts.

Alliance et pratique à médiation psychocorporelle, la sophrologie peut l'aider largement à passer de la dictature des symptômes au symbole de sa simple présence ici maintenant.

Pour terminer, **Chantal BIWER** nous expose « ***Les dessus, dessous, par-dessus, par-dessous, de la Sophrologie*** »

Que peut donc contenir, cacher, dévoiler, montrer, réfléchir... à la conscience du sophrologue le trait d'union placé entre CORPS-CONSCIENCE-INCONSCIENT du thème du congrès ?

La pratique de la sophrologie, par sa prise en charge « à bras le corps » du corps humain dans l'ensemble de ses disciplines de relaxation dynamique, réalise une formidable relation à l'intime de soi : à la fois socle, matrice et enveloppe subtile de notre sentiment physico-psychique d'exister.

Comment en sophrologie notre corps peut-il devenir le trait d'union de cette articulation Corps – Conscience – Inconscient ?

Chez le sujet sain, chez le sujet porteur d'une pathologie mentale, chez le sujet porteur d'une pathologie organique.

Comment peut-on lire ce trait d'union dans la fonction de création entendue comme un besoin fondamental de l'être humain ?

L'IMAGINATION MATÉRIALISANTE DE GASTON BACHELARD PRÉLUDE À L'IMAGINATION SENSUALISANTE DE LA SOPHROLOGIE

Docteur Benoit FOUCHÉ

La première chose que j'ai à dire et qui sera le fil de mon discours, c'est que la perception que nous avons :

- du monde autour de nous,
- des autres,
- et de nous-mêmes,

n'est pas une perception objective qui nous ferait percevoir l'essence des choses, mais une perception subjective, c'est-à-dire chargée de nos émotions et de nos images personnelles, donc en partie de notre inconscient.

Cette position est une position phénoménologique. Je me réfère à Gérard Thouraille, notre maître philosophe en sophrologie qui dit dans notre livre collectif, *Métasophrologie*, qui paraît lors de ce congrès : « *La phénoménologie ne s'intéresse pas à ce que sont les choses en soi, dans leurs structures et leurs propriétés, mais au fait que les choses apparaissent à notre conscience.* »

Et la conscience :

- c'est le fait d'avoir une représentation du monde extérieur et de soi-même,
- et c'est le sentiment que cette perception est bien la mienne.

Pourquoi Gaston Bachelard est, pour moi, un grand-père de la sophrologie avec Ludwig Binswanger ?

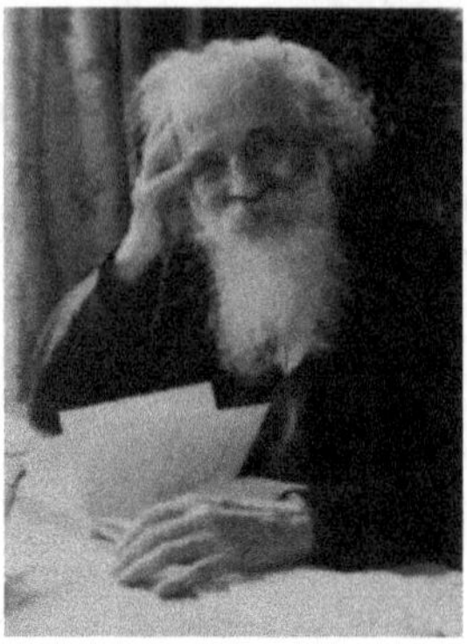

Gaston Bachelard est un philosophe français qui a décortiqué deux formes de pensée humaine :

- la compréhension scientifique du monde qui nous entoure,
- la perception subjective et chargée de notre imaginaire personnel du monde qui nous entoure.

Et ce sont deux manières totalement différentes d'aborder le monde :

- l'une avec des concepts abstraits. G. Bachelard dit dans *Les fondements de l'esprit scientifique* : « *Les faits scientifiques sont des constructions conceptuelles* ».
- l'autre avec des images poétiques. Il faut lire chacun des livres de Bachelard sur la rêverie poétique : *L'Air et les songes*, *L'Eau et les rêves*, *La Terre et les rêveries de la volonté*, *La psychanalyse du Feu*.

Nous sommes tous des poètes qui vivons le monde avec nos images et en rendons compte avec notre langage personnel.

Gaston Bachelard s'intéresse à la rêverie qu'il oppose au rêve de la nuit.

Nous, sophrologues, nous connaissons la rêverie, le rêve éveillé. La rêverie est un état de conscience modifié, au sens d'un éveil de la conscience qui fait apparaître, chez le sophronisant, des images sensualisantes visuelles, auditives, tactiles, olfactives, plus ou moins dirigées par le sophrologue.

« *Tous les sens s'éveillent et s'harmonisent dans la rêverie poétique* », dit Gaston Bachelard dans *La Poétique de la rêverie*. Pour Bachelard, les images de nos rêveries sont des « *forces végétantes et matérielles* ». C'est pourquoi il parle d'une « *imagination matérialisante* », prélude à un imaginaire des sens, ce que j'appelle une « *imagination sensualisante* ».

Ces images corporelles, nous les vivons avec notre corps imaginaire : ce sont des dilatations, des élans, des rétrécissements, des chutes dans le vide. Bachelard les nomme des « *forces matérielles* », au sens où nous les vivons avec notre corps physique ressenti. « *La matière*, dit Bachelard, *c'est cet espace affectif concentré à l'intérieur des choses* ». Autrement dit, les différentes matières ressenties par le corps ont un retentissement affectif pour nous humains.

Et Gaston Bachelard va développer l'idée que notre perception imaginaire du monde, des autres et de nous-mêmes se fait à travers la vibration des matières fondamentales qui sont celles de l'Alchimie :

- L'Eau,
- La Terre,
- Le Feu,
- L'Air,
- Auxquelles j'ajoute la 5e matière, comme le fait l'Alchimie chinoise : le Métal.

Ces matières, nous les vivons en nous-mêmes et surtout dans la nature comme des vibrations émotionnelles et des mouvements imaginaires qui ont chacun leur coloration spécifique.

Dans notre nouvelle conceptualisation sophrologique – la Métasophrologie – ces forces matérialisantes, ce sont des Universels Corporels Inconscients.

L'Eau est un élément qui nous nettoie et dans lequel on se baigne jusqu'à la fusion. C'est l'Universel Inconscient de l'attachement qui peut aller jusqu'à la fusion.

La Terre, c'est l'énergie de l'enracinement : avoir un espace intérieur qui m'appartient. L'Universel Corporel Inconscient est le sentiment de l'espace intérieur et de l'enveloppe.

Le Feu est un élément qui nous illumine et qui nous dilate. L'Universel Corporel Inconscient est l'expansion du cœur, la communication.

L'Air nous donne le sentiment de nous envoler et de nous libérer. L'Universel Corporel Inconscient est l'expansion et la créativité.

Le Métal, c'est cette instance en nous de défense du territoire qui marque la séparation et la coupure.

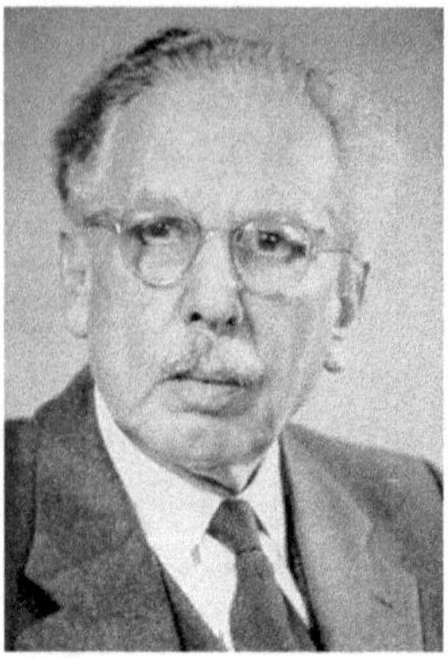

Ludwig Binswanger (1881-1966), psychiatre suisse allemand

- élève de Jung
- qui toute sa vie a échangé avec Freud et a fondé la psychiatrie phénoménologique et l'a ainsi enseignée à Caycedo, lorsque celui-ci a séjourné 6 mois à la clinique de Binswanger au bord du Lac Léman en 1964.

Il décrit chez ses patients psychiatriques différentes manières d'être présents au monde :

- chuter dans l'abîme noir de la mélancolie,
- s'envoler dans l'ivresse de la manie,
- rayonner de séduction dans l'hystérie,
- marcher dans l'horizontalité, les yeux tournés vers le sol, dans l'obsession,
- se défendre contre les autres dans la colère et dans la paranoïa.

Ces manières d'être au monde, « *ces projets de monde* » comme il les appelle, « *projection de mon monde intérieur sur le monde vécu autour de moi* », Binswanger, dans son article sur *La direction de recherche analytico-existentielle en psychiatrie* nous dit qu'il les retrouve chez G. Bachelard : « *Dans son livre* <u>*L'air et les songes*</u>*, Bachelard fait un excellent exposé de la vie ascensionnelle de l'être présent et de la chute de l'être présent. Bachelard a reconnu ce qui s'est imposé à nous, dans nos cas cliniques, à savoir que l'imagination obéit à la loi des quatre éléments* ».

Maintenant, nous allons pratiquer une relaxation dynamique qui fait apparaître ces mouvements imaginaires :

- ces forces végétatives et matérielles
- ces projets de monde

Ces mouvements corporels et imaginaires sont en partie inconscients. C'est pourquoi nous les appelons Universels Corporels Inconscients.

Par exemple, si nous éprouvons de l'enthousiasme, c'est plutôt une énergie montante dans le corps : l'énergie de l'Air. L'enthousiasme peut être sain. S'il devient de la manie, cela devient un comportement pathologique.

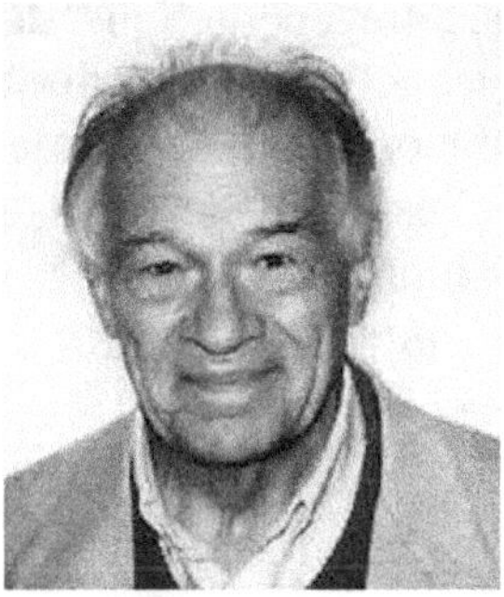

Nous allons éveiller ces Universels Corporels Inconscients par des exercices qui viennent de Jacques Donnars, notre maître de sophrologie.

Jacques Donnars a intégré à la sophrologie, la psychanalyse et la bioénergie. La Relaxation Dynamique est ainsi réformée dans son esprit et dans sa pratique.

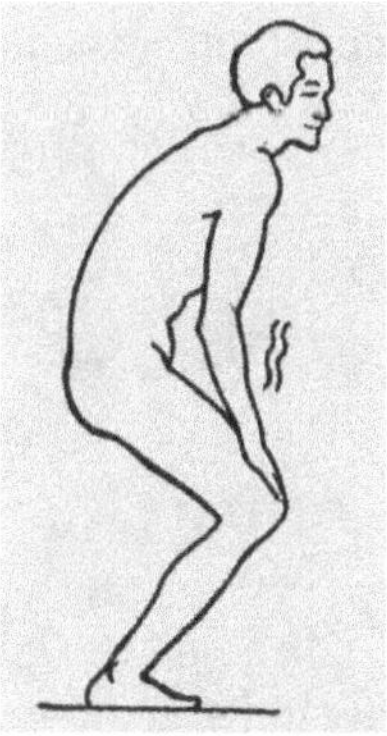

L'énergie de l'élément Terre, c'est-à-dire nous installer dans la conscience de la cavité abdominale comme espace intérieur contenant. L'exercice consiste dans le barattage (ci-contre). C'est le vécu, le plus souvent inconscient, d'avoir un espace intérieur qui m'appartient et un espace extérieur autour de moi que j'ai à investir.

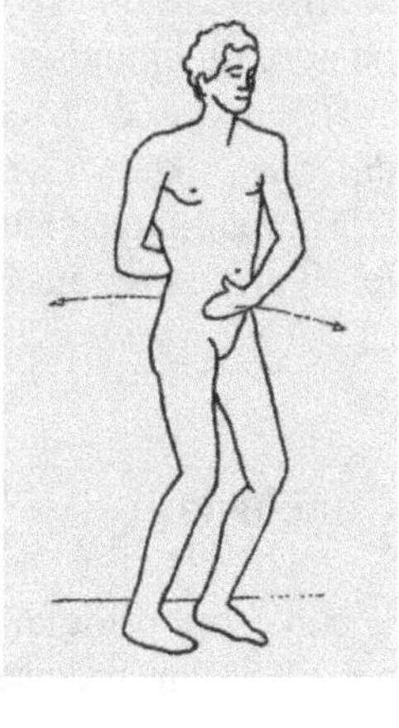

La bascule du bassin, sur l'inspiration – bascule arrière – puis sur l'expiration – bascule avant – est centrée sur le Hara, centre énergétique Terre sous notre nombril.

L'Universel Corporel Inconscient est le sentiment de l'espace intérieur et de l'enveloppe.

La bascule du bassin passe de l'élément Terre à l'élément Eau.

L'énergie de l'élément Eau se manifeste dans la sensation de la chute d'eau qui descend dans les jambes, dans les pieds et se perd dans les eaux de l'océan sur lequel nous nous imaginons debout.

Puis assis, nous nous centrons sur notre périnée. À chaque expir, l'air s'expand par le périnée et se fond dans l'océan. Ce centre énergétique du périnée, c'est le fond de l'océan dans lequel nous nous dissolvons. Là se trouve l'Universel Corporel Inconscient de l'attachement qui peut aller jusqu'à la fusion. C'est un sentiment très profondément inconscient. Jacques Donnars appelle le périnée : « *le Secret, le Sacré et le Honteux* ».

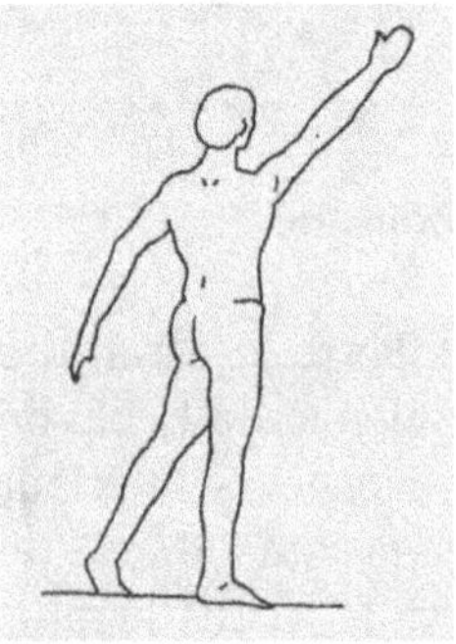

L'énergie de l'Air, c'est l'expansion, la créativité, un mouvement ascensionnel. Nous vivons cette énergie dans la montée de l'énergie en diagonale (ci-contre). L'Universel Corporel Inconscient est la créativité.

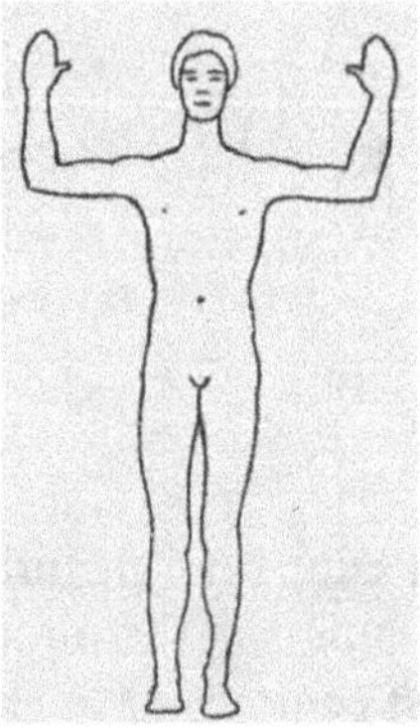

L'énergie du Feu, c'est le rayonnement du cœur. L'Universel Corporel Inconscient est la communication. Nous la vivons avec la posture du chandelier (ci-contre).

L'énergie du Métal, c'est la coupure, la défense du territoire. L'Universel Corporel Inconscient de la défense. Nous le vivons en repoussant avec les mains.

Conclusion

La sophrologie, c'est se mettre en état de conscience modifiée par une pratique corporelle. Une relaxation dynamique va éveiller en nous les forces imaginaires proches du corps.

- Ce sont des forces végétantes et matérialisantes
- Ce sont des projets du monde
- Ce sont des Universels Corporels Inconscients.

LA SOPHROTHÉRAPIE

Michèle FREUD

J'ai consacré une grande partie de ma vie à rechercher des outils permettant de contribuer à l'allègement des maux de l'âme et la sophrologie m'accompagne quotidiennement sur ce chemin.

Au gré des rencontres privilégiées, des coïncidences, du hasard ou de la synchronicité, j'ai été formée de façon éclectique à différents autres courants thérapeutiques me permettant aujourd'hui de prendre en charge des patients aux traumas complexes. On parle de traumas complexes lorsque des personnes ont vécu des ruptures de lien, des séparations précoces, ont été victimes d'abus, de négligences et de maltraitances, avec des attachements désorganisés.

Travailler avec des états de conscience plus ou moins altérés n'est pas toujours aisé. Mon acquis en sophrologie m'est d'un grand secours pour stabiliser ces patients en les recentrant notamment sur leurs sensations corporelles, en cherchant à les apaiser.

Aucune parole ne peut rivaliser avec cette observation privilégiée des sensations corporelles.

Quand les psychanalystes parlent de l'inconscient, c'est en réalité du corps dont ils devisent.

Sigmund Freud nommait son corps qui l'a tant fait souffrir son « *pauvre Konrad* ». Il en discourait ainsi comme d'un autre, à la fois « familier et étranger ». Ferenczi, lui, suggère que le dénommé *Konrad* pourrait bien se révéler être un conseiller compétent, un décodeur des affects inconscients rappelés par les *analystes à médiation corporelle*.

Sigmund Freud n'a pas approfondi et exploré la dimension corporelle, peut-être avait-il ses raisons.

Le corps est, en tous les cas, la boussole qui m'oriente sur l'état du patient.

Pour comprendre chaque histoire et émettre une hypothèse de lien entre vécu et symptôme, nous disposons d'un certain nombre d'indicateurs :

- la chronologie des événements qu'il relate,
- la manière dont il l'évoque,
- le corps qu'il donne à voir ; il est un guide important et en dit long sur son histoire.

Cette écoute du corps est le point de départ de toute thérapie à médiation corporelle. Que constatons-nous ?

Les personnes ayant vécu des événements traumatiques en gardent une trace corporelle, elles montrent des signes cliniques évidents.

Prenons l'exemple de cette jeune femme de 30 ans venue consulter pour une série de violences et d'agressions dès sa prime enfance. Son corps, maintenu dans un état de figement ne semble pas habité, pas incarné ; ses bras et ses jambes sont croisés dans une position auto-protectrice, le visage est d'une extrême pâleur, le regard est fixe et le dos voûté. Elle raconte son histoire comme si c'était celle d'une autre, sans émotion aucune. Les premières séances sont difficiles, le ressenti inexistant. Il a fallu de nombreux exercices de relaxation dynamique pour qu'elle parvienne à libérer ce corps cuirassé et l'habiter avant de pouvoir trouver l'énergie pour se dégager de ses traumas.

Quand un événement traumatique est impossible à gérer ou à affronter, il est mis à distance, les émotions trop difficiles sont gelées. Ce refoulement se traduit par une anesthésie émotionnelle et un figement corporel.

Certains, pour éviter tout ce qui pourrait déclencher l'insoutenable mémoire traumatique, mettent en place des conduites d'évitement, d'hypervigilance ou de contrôle prenant, par exemple, la forme de phobies ou de TOC, comme les lavages répétés ou les vérifications incessantes par lesquels ils tentent de se rassurer. D'autres encore les inscrivent dans le corps, sous forme de somatisation, le symptôme est ce qu'ils ont trouvé de mieux (ou de moins pire) pour faire face.

Chez ces patients, on constate une hyperactivation du système sympathique qu'il est nécessaire de calmer.

Prenons le cas de Lucien, appelons-le ainsi, qui lui, vient consulter pour une hyperacousie, une hypersensibilité au bruit. Il ne supporte plus les cris de ses voisins qui se disputent constamment, au point d'avoir des pulsions meurtrières. « *Je suis constamment stressé, sous tension, avec des palpitations cardiaques. Dès que j'entends du bruit, que ce soient des bruits de voix ou autres... j'ai des décharges d'adrénaline que je sens dans tout mon corps. Je suis en état d'alerte permanent* », dit-il.

L'anamnèse révèle une structure familiale avec un attachement désorganisé, une mère peu disponible, un père absent. À l'état conscient, aucun souvenir n'émerge permettant un lien quelconque avec son symptôme. À l'énoncé des faits, son corps présente des signes d'activation : ses pupilles sont dilatées, le visage et le cou sont colorés de plaques rouges. Il tient fermement les bras du fauteuil, comme s'il était prêt à bondir dans l'éventualité d'un assaut. Il s'agit là d'une réaction de survie dans un contexte de danger et de menace.

Il y a lieu d'être extrêmement respectueux de ces signaux corporels qu'il faut à tout prix commencer par apaiser.

Nous aurions pu partir à la recherche de ce qui pouvait faire sens dans son histoire, mais les années d'expérience m'ont enseigné la prudence.

Il n'est pas souhaitable, en effet, avec certaines personnes, d'utiliser d'emblée des méthodes d'investigation avec un risque de les faire sortir de leur « *fenêtre de tolérance* »[1]. Le degré de tolérance à l'affect permet la régulation tant émotionnelle que physiologique.

Comment s'y prendre pour pratiquer la sophrothérapie en toute sécurité face à des personnes présentant des troubles de la somatisation, des états dépressifs, des addictions… ? Sommes-nous suffisamment équipés ? L'accordage relationnel doit dans ce contexte être suffisamment *sécure* et stable avant de partir pour l'exploration, le patient a besoin d'être apprivoisé pour se

[1] Mintonn et Pag Odgen, 2000

sentir en sécurité. Dans ce contexte, le thérapeute se doit d'être stable, contenant, en mesure de tenir la barre et de maintenir le lien.

Winnicott a utilisé le terme de *holding,* Ferenczi celui d'*Einfühlung* (empathie en allemand) qui contient l'idée de « tact psychique ». Avoir du « tact », c'est donner de l'attention, avec délicatesse. De ce tact émerge la chaleur humaine qui permet d'installer la confiance.

La stabilisation est importante, voire essentielle avant de revisiter le trauma. Il revient au sophrothérapeute d'amener la conscience dans le corps qui est là, de l'ancrer d'abord dans le présent, en sécurité avec vous, avant de se lancer en explorateur à la recherche de ce qui peut faire sens dans l'histoire du sujet.

Il a fallu au moins 6 séances à Lucien pour installer le calme et réduire les tensions corporelles et les palpitations. Au fil des séances, son corps s'apaise, le lien se tisse, la relation transférentielle s'installe. Il se livre davantage, évoque le souvenir de ses parents très souvent en conflit, un père autoritaire, mais il ne fait toujours aucun lien conscient avec son hyperacousie et ses tensions. Nous décidons, d'un commun accord, de travailler en sophrothérapie à la recherche de souvenirs du passé...

En thérapie à médiation corporelle, il est en effet possible d'introduire le corps dans une dimension analytique, afin de l'ouvrir à une écoute intérieure, la sophrothérapie pouvant servir de déclencheur et activer le processus thérapeutique. L'objectif consiste à faire le lien entre le symptôme et certains éléments de son histoire, d'exprimer un ressenti de manière libre et associative, de réinstaurer un dialogue avec la douleur et toutes les facettes de l'être et de mettre en évidence certains messages introjectés (que l'on s'est empêché d'exprimer et qui continuent à faire souffrir). Il s'agit de retrouver une chronologie, de faire des liens et de donner du sens.

Lucien revit une scène à 6 ans, où son père, muni d'un couteau de cuisine, s'est précipité sur sa mère en hurlant qu'il allait la tuer. Il se revoit, lui, tout petit, s'interposer, lancer une assiette qui a volé en éclats dans toute la pièce et qui a stoppé net le geste et les cris du père. Son hyperacousie fait soudain sens. Il lui est apparu qu'il était en réalité pétri de peur quand des personnes en face de lui haussaient le ton ou adoptaient une expression agressive analogue à celle de son père, ce jour-là.

Malgré une bonne préparation, certains restent fragiles avec des parties clivées dont il faut se méfier. Un thérapeute apprend l'humilité, la retenue, la patience. Il chemine au rythme du patient. C'est lui qui décide ce qu'il veut lâcher, à quel moment et comment.

Pour nous thérapeutes, c'est un travail qui réclame une grande énergie. Nous avons affaire à des personnes en souffrance. Il y a celles qui n'ont pas accès à l'émotion, qui ne ressentent rien, d'autres au contraire qui sont lourdement affectées par une souffrance encore active et la dévoilent dans tous ses détails avec tout ce qu'elle contient quelquefois de tragique, de pathétique ou de sordide.

Ce sont des patients difficiles, ils n'y sont pour rien... Il nous faut être vigilants quant au contre-transfert et à nos neurones miroirs ; faire en sorte de ne pas se laisser emporter par leur histoire qui peut amener le thérapeute au « *trauma vicariant* » : le fameux syndrome du soignant tombé en burn-out après trop de prises en charge ou trop de matériel traumatique.

Interroger son propre corps de thérapeute est essentiel aussi ! Comment dans cette rencontre d'inconscient à inconscient apaiser le patient si nous ne sommes pas en paix... ?

Bien entendu, pratique, supervision, formation continue, travail en réseau et soin à soi, sont les remèdes de base pour mesurer les risques.

Un sophrothérapeute bien formé a une connaissance des différents profils psychopathologiques lui permettant l'éventuelle prise en charge de tels traumas. Il a appris dans sa formation de base qu'il était avant tout un stimulateur de ressources. Il peut, dans ce contexte, pour éviter de se laisser submerger par l'émotion et l'histoire du patient, lui demander par exemple, « *Comment avez-vous fait pour grandir avec cela, ou pour vivre avec cela...* » Ainsi vous mettez à jour ses ressources. Il prend conscience qu'il a des compétences et il fait un pas énorme dans la thérapie.

Les recherches récentes en neurosciences montrent que le cortex cérébral est capable de réorganisation tout au long de la vie. Les réseaux neuronaux ne sont pas statiques, mais au contraire dynamiques et capables de changement.

Au fil des séances, des changements se produisent, le patient prend davantage soin de lui, il sait fixer des limites, être à l'écoute de ses besoins, il apprend à se faire confiance et devient ainsi un bon père et une bonne mère pour lui-même.

Pour terminer et illustrer le travail en sophrothérapie, voici un cas clinique :

Clara est une jeune fille d'une vingtaine d'années, fille unique, très protégée, mal dans sa peau, se plaignant de nombreuses tensions corporelles. Elle est bloquée dans son corps, se plaint de ne pas se sentir à sa place, quel que soit le lieu.

Après quelques séances (respirations et relaxation dynamique axées sur l'ouverture du corps), nous décidons ensemble de poursuivre en sophrothérapie. Il lui est proposé de découvrir un livre posé sur une table et de le feuilleter. Elle aperçoit un album, y voit celui de toute sa famille, mais ne parvient pas à trouver sa photo. De retour chez elle, elle relate la séance à sa mère qui fond en larmes et lui révèle qu'elle est une enfant adoptée.

Il a fallu travailler sur sa colère, et après quelques séances, il lui est proposé de retourner feuilleter l'album... Elle réalise alors un bel acte de symbolisation et place sa photo dans l'album.

La découverte de ce secret lui a permis de libérer son corps de ses tensions et de ses symptômes et de prendre sa place, tant dans l'histoire familiale que dans sa vie.

LA PAROLE DU CORPS : DU CORPS À LA RÉFLEXION ET À LA DÉCOUVERTE DE SOI

Adalberto BARRETO

MES DEUX UNIVERS

Tout en continuant à creuser les mines d'or, à la recherche de pépites de plus en plus pures, je me suis rendu compte progressivement que ces mines cachaient des manques relationnels importants, en particulier cette « chaleur » et cette « humanité » qui s'expriment au quotidien et de manière si naturelle dans ma culture nordestine.

De l'hôpital à la favela

J'assurai des consultations de psy au CHU de l'UFC avec mes étudiants en médecine. Mon frère Airton BARRETO, avocat du Centre des Droits de l'Homme de la favela Pirambú, commença à m'envoyer des personnes présentant non seulement les problèmes d'insertion des migrants, mais aussi des problèmes soi-disant psychiatriques.

En quelques mois, mon temps de consultation au CHU devint bien insuffisant pour accueillir toutes les personnes envoyées par le Centre des Droits de l'Homme : je fus donc contraint de réfléchir à l'aide que je pouvais apporter à cet ensemble d'individus en grande difficulté.

Quand nous sommes arrivés là, une trentaine de personnes nous attendait ; elles venaient nous demander des médicaments (calmants ou antidépresseurs) pour les apaiser.

Ainsi des règles et un déroulement très précis ont été institués pour garantir la liberté de parole, le respect des différences et la mise en valeur des savoirs que chacun, quel qu'il soit, a tirés de ses expériences de vie.

En les écoutant, je me suis rendu compte qu'il s'agissait beaucoup plus de souffrances à entendre que de maladies ou de troubles psychiatriques à traiter par des médicaments.

Ex. : une femme qui a souffert la famine dans son enfance soigne aujourd'hui les enfants mal nourris.

Si ces personnes partageaient des problèmes, elles pouvaient aussi partager des solutions, des stratégies construites à partir de leurs expériences de vie.

Le nom « Communauté de Quatro Varas » (4 bâtons) était significatif. Le choix de ce nom est lié à une légende racontée par une personne âgée, le jour où les habitants de ce nouveau quartier du Pirambú s'étaient réunis pour trouver une dénomination commune qui les faisait accéder au rang de communauté (au départ, la favela n'est qu'un espace de constructions désordonnées. Lorsque ses habitants se rassemblent et commencent à l'organiser, ils deviennent une communauté).

Cette légende rapporte donc que quelques heures avant sa mort, un vieil homme réunit ses 4 fils à son chevet et leur dit : « *je suis pauvre, je n'ai aucun bien matériel à vous laisser en héritage, mais j'ai un message important...* » et il leur commanda d'aller chercher quatre bâtons. Lorsqu'ils furent de retour, il leur demanda tour à tour de prendre un de ces bâtons et de le briser. Ce qu'ils firent très facilement. À nouveau, leur père les pria de se procurer 4 autres bâtons. Quand ses fils les lui rapportèrent, il les lia ensemble solidement et leur demanda de les casser. Malgré tous leurs efforts, ils ne réussirent pas. C'est alors qu'il leur livra son secret : « *TANT QUE VOUS RESTEREZ UNIS COMME CES 4 BÂTONS, VOUS SEREZ PLUS FORTS ET PERSONNE NE PARVIENDRA À VOUS DÉTRUIRE* ».

Le message était clair. Il fallait lier le savoir traditionnel et le savoir académique et les mettre au service de la communauté.

Aussi, devant l'ampleur des besoins exprimés au cours des rencontres appelées « rondes communautaires », mon frère Airton et moi avons décidé de mettre en place, dans la communauté de Quatro Varas, le « projet de recherche et extension en santé mentale communautaire », attaché à l'université fédérale du Ceará et connu sous le nom de « projet quatro varas » ou « mouvement intégré de santé mentale communautaire intégrative ».

La communauté de 4 Varas, lieu de notre action, est l'une des 150 communautés organisées de la favela de Pirambú qui compte 285 000 habitants.

Ces migrations entraînent une série de pertes culturelles. On perd le lien avec la terre, avec sa communauté, sa famille et les valeurs de sa propre culture. Celles-ci privent le groupe des éléments fondamentaux qui nourrissent son identité culturelle et garantissent sa cohésion.

La globalisation détruit des ressources socio-culturelles et rend les personnes plus dépendantes et moins autonomes.

Un tel contexte où règnent méfiance, insécurité, non-reconnaissance des savoirs et savoir-faire de ces populations marginalisées, amplifie la perte de confiance en soi et conduit progressivement à l'isolement, à l'attitude d'échec, à l'auto-dévalorisation et à la dépendance qui génère le syndrome de « précarité pervertie et négative » qui ne fait que fragiliser encore plus la santé mentale de ces populations.

La « psychiatrisation » de la souffrance :

- Ces souffrances, assez souvent, tendent à être psychiatrisées, tachées de dépression, de paranoïa, qui ne font qu'aggraver la santé mentale ;
- Le grand paradoxe est que plus on médicalise et plus le malade va mal.

SIX GRANDS CHANTIERS ONT ÉTÉ MIS EN ŒUVRE pour accueillir la souffrance et promouvoir la santé et la vie :

1 - Accueillir la souffrance et traiter la pathologie

Au sein du « Projet Quatro Varas », nous avons donc créé des espaces pour accueillir la souffrance. Exemple : la « maison de santé communautaire » avec la participation active et journalière des « tradipraticiennes », qui ont reçu de la part de l'université une formation professionnelle en massages anti-stress.

Plus tard, grâce aux bons résultats de ces initiatives, la mairie de Fortaleza s'est engagée dans ce mouvement, en construisant sur le terrain même du « Projet Quatro Varas » un Poste de Santé, avec médecin, infirmières, dentiste.

Ces deux espaces de soins en un même lieu sont complémentaires : un espace pour accueillir la souffrance, un autre pour traiter la pathologie.

Ici le savoir traditionnel et le savoir médical sont au service des dynamiques individuelles et communautaires. Les soignants travaillent main dans la main et se renvoient réciproquement les personnes qui ont besoin des deux types de soin.

2 - L'estime de soi

Le plus grand patrimoine d'une personne est la confiance en soi.

Un programme a donc été créé pour redonner confiance aux personnes qui abandonnaient précocement un emploi, qui boycottaient une chance d'insertion par un travail ou qui délaissaient une formation technique, compromettant ainsi leur avenir.

3 - Un jardin de plantes médicinales et un petit laboratoire, appelés « pharmacie vivante » pour soigner les petits maux les plus courants rencontrés à la favela, comme des problèmes respiratoires et inflammatoires, des problèmes de peau, etc.

4 - Une « école communautaire », afin de travailler les émotions, avec des enfants en « précarité familiale ».

5 - Un « atelier communautaire » pour le traitement du stress post-traumatique inspiré de la technique développée par David Bercelli (TRE - Trauma Release Exercise).

6 - Faire exister chaque semaine, un espace pour la reconstruction des liens sociaux par la pratique de la Thérapie Communautaire Systémique Intégrative

Ces « rondes » se sont ainsi progressivement appelées « *Thérapie Communautaire Intégrative* », souvent désignées en France comme « *espaces d'Ecoute, de Parole et de Lien* », EPL. Il s'agit d'un espace d'écoute, de paroles et de liens, fonctionnant selon des règles précises (pas de conseil, pas de jugement, pas d'analyse, silence, parler de soi au « JE ») permettant à partir d'une *situation – problème* de dégager un ensemble de solutions à partir de l'échange d'expériences vécues, dans un climat de tolérance, de liberté, protégé de toute projection et désir d'influence.

QUE FAIRE AVEC CEUX QUI ONT DU MAL À METTRE DES MOTS À LEURS MAUX ?

Pour ceux qui parlent, les espaces d'écoute, de parole et de liens permettent de décharger les tensions créées par le stress et de susciter les identifications génératrices de liens d'amitié et de réseaux de solidarité. Les tradipraticiennes avaient une grande compétence pour soigner la souffrance exprimée par le corps.

- La partie du corps que le guérisseur privilégiait était là où se trouvait la problématique centrale de la personne. Ces gens pour lesquels le guérisseur se concentrait sur les pieds étaient ceux qui avaient en commun un manque de soutien, ceux qui ne sont pas ancrés dans ce qu'ils vivent, ceux qui sont dans l'instabilité permanente : les pieds qui sont la base du corps sont aussi le soutien et l'ancrage de la personne.
- On n'est pas sur le code linguistique, mais corporel. J'ai découvert une autre façon d'exprimer la souffrance et aussi de la soigner sur le même registre : celui du corps. Voir au-delà du symptôme. À partir de là je me suis

questionné sur comment partir de ces observations particulières pour les partager avec le plus grand nombre.

- Il est courant que, dans sa consultation, le guérisseur voie le symptôme comme une entité, un esprit vivant, un être (an+(c)+être) vivant avec lequel il peut discuter, l'interpeller. Il ne s'adresse pas à la personne, mais au symptôme.
- La personne ne fait qu'écouter et assister à ce qui se passe.
- Dans notre culture brésilienne, on donne une place aux esprits des ancêtres, tout est animé. Les gens peuvent avoir une représentation et dialoguer avec l'esprit des morts.

Un défi à dépasser : intégrer des éléments de la culture ancestrale

- Au lieu de nier et combattre les éléments de la culture ancestrale, j'ai choisi d'intégrer ces éléments culturels pour mettre en route un processus de prise d'auto-connaissance en vue d'une plus grande autonomie.
- Comment prendre en considération ces éléments-là et être plus en syntonie avec ces aspects culturels sans nier les bénéfices ou les apports de la psychiatrie moderne ? En tenant compte de ces éléments culturels et scientifiques, nous avons mis en place un programme de dialogue avec le corps (décodage des symptômes).

Les dynamiques que nous proposons à intervalle d'une fois par semaine, pour travailler la restauration de l'estime de soi, sont inspirées des concepts et des techniques utilisés en médecine orientale et des méditations actives de OSHO que nous avons adaptées à notre réalité culturelle, au cours de 37 ans au sein du projet Quatro Varas.

UNE FOIS ÉVEILLÉE LA MÉMOIRE CORPORELLE, ON POSE DES QUESTIONS...

- Chaque dynamique a un objectif précis, mais toutes ont en commun d'éveiller la mémoire corporelle, ce qui va permettre à chacun de partager son expérience personnelle avec le groupe et d’enclencher une dynamique de prise de conscience de messages véhiculés par les symptômes.

Estomac : digestion de la nourriture affective

- Qu’est-ce qui bout à l’intéricur dc vous ?
- Qu’est-ce qui vous irrite et vous enflamme dans vos relations affectives ?
- Êtes-vous en train de vivre une situation affective qui génère en vous de la peine, de la colère, du ressentiment ?
- Au niveau de vos relations, êtes-vous en train de vivre une expérience que vous ne parvenez pas à digérer ?
- Êtes-vous en train d’autoalimenter le sentiment de n’être pas compris ?
- Qu’est-ce qui est en train d’aigrir votre vie ?

Dialoguer avec les seins : prendre soin de soi, prendre soin de l’autre

- Qui, dans mes relations, ne se sent pas assez nourri ?
- Parmi mes relations, quelle est la personne que je ne veux plus nourrir et à qui je ne parviens pas à le dire ?
- Comment est vécue la réciprocité dans mes relations ?
- Suis-je en train de me sacrifier pour quelqu’un au détriment de la femme qui est en moi ?
- Ai-je des attitudes de domination et/ou de surprotection avec mes proches ?

Ils symbolisent la faculté de se soucier des autres, vus souvent et parfois à tort comme des enfants fragiles, sans défense, dont il faut prendre soin.

Dialoguer avec les épaules : mes responsabilités

- Qu’est-ce qui me pousse à vouloir porter le monde seul ?
- Pourquoi ai-je tendance à me sentir responsable du bonheur des autres ?
- Qu’est-ce qui me pousse à accepter, contre mon gré, des situations que les autres m’imposent ?

Dialogue avec mes membres inférieurs : relations affectives

- Quelles relations actuelles sont source d'inquiétude et de conflits pour moi ?
- Ai-je le sentiment de ne pas être soutenu par les autres dans le milieu où je vis ?
- Qu'est-ce qui, dans mes relations, me donne le sentiment d'être dans une impasse ?
- Quels obstacles dois-je surmonter pour pouvoir chercher un nouveau point d'équilibre ?
- Quelles situations sont en train de me déstabiliser ?
- Qui conduit mes pas ? Moi ou les autres ?

Nous inciter à réfléchir à notre vie, à nous demander si nous ne sommes pas en train de nous accommoder de ce qui est, de stagner complètement. Peut-être vivons-nous plus en fonction des autres que de nous-mêmes ? Peut-être avons-nous tendance à chercher une motivation chez les autres, plutôt qu'en nous-mêmes ? Tensions et douleurs dans les jambes nous invitent à nous questionner sur nos relations et les tensions qu'elles génèrent, sur nos difficultés à évoluer harmonieusement dans notre espace relationnel présent. Suis-je en train de vivre quelque chose qui peut avoir des répercussions sur mon avenir ? Y a-t-il quelque chose qui me paralyse ? Quelles relations actuelles sont source d'inquiétude et de conflits pour moi ?

Dialoguer avec les poumons : ma tristesse, mes blocages

- Qu'est-ce qui m'étouffe actuellement ?
- Dans ma famille, l'atmosphère est-elle si pesante ?
- Quelles situations ou quelles personnes sont en train de me faire suffoquer ?
- Suis-je en train de vivre un deuil ?
- Quelle relation suis-je en train de vivre qui génère en moi insécurité et peur ?
- Contre quelles agressions suis-je en train d'essayer de me défendre ?

Par ces réactions, les poumons réagissent aussi bien aux agressions physiques (bactéries, virus, poussière) qu'aux agressions psychiques (paroles agressives, déceptions, ambiance destructrice…). En général, les problèmes pulmonaires parlent de peurs profondes, de manque d'air, de suffocation. Ils dévoilent un sentiment de perte de son propre territoire, une difficulté à trouver son espace vital, particulièrement dans le contexte familial et les relations avec ses différents membres.

Dialoguer avec mes cheveux : ma force intérieure

- Qu'est-ce qui m'épuise, me vide de mes forces, m'empêchant d'affronter la vie ?
- Quelles relations m'empêchent d'exprimer ma créativité pour aller au-delà de la difficulté ?
- Pourquoi est-ce que je me contrains à une certaine rigidité, au détriment de ma créativité ?
- Pourquoi suis-je en train de contrecarrer mes intuitions ?
- Quelles vieilles croyances freinent mon évolution, ma croissance et ma créativité ?
- Quelles situations m'empêchent de diriger ma vie ?

DU CORPS DE L'INDIVIDU AU CORPS SOCIAL

Le nouveau sens donné au symptôme fait écho à des difficultés semblables, ce qui permet à chacun de :

- Donner visibilité à une souffrance silencieuse, ce qui permet à l'individu de recevoir le soutien du groupe ;
- Établir un espace de construction collective sous une forme participative et démocratique ;
- Renforcer le réseau des identifications qui va se mettre en œuvre après la séance ;
- Soutenir les forces de vie et encourager les initiatives d'humanisation déjà présentes ;
- Procurer le sentiment d'appartenance à un groupe ; offrir l'occasion d'établir des relations d'affinité et de reconnaissance mutuelles et de développer un réseau de soutien social, ceux-ci étant les principaux facteurs anti-stress.
- Donner un sens nouveau à sa douleur en découvrant que ses souffrances sont celles de beaucoup d'autres ;

- Sortir du sentiment de solitude et découvrir les possibilités d'insertion ;
- Apprendre à penser ensemble et faire croître le répertoire des différentes possibilités ;
- Démédicaliser la souffrance ;
- S'approprier son histoire, connaître mieux ses héritages ancestraux ;
- Faire une rupture avec les héritages négatifs pour éviter que ceux-ci se perpétuent dans les générations suivantes et trier les héritages qu'il désire conserver.

LA SOCIALISATION DE CE SAVOIR DONNE LIEU À UNE DYNAMIQUE ENTRE CE QUI EST DIT PAR LES AUTRES ET LA RÉSONANCE À L'INTÉRIEUR DE CHACUN. CELA PERMET DE DÉCOUVRIR QUE TOUTE PERSONNE A SA PROPRE TRAJECTOIRE ET PRODUIT SON PROPRE SAVOIR.

À partir du partage de ce que chaque individu a vécu par la dynamique proposée, on déclenche un dialogue collectif avec les symptômes corporels et on dévoile une souffrance cachée, ancrée dans le corps et on en fait ainsi bénéficier tout le groupe. Cela suscite les identifications génératrices de liens d'amitié et de réseaux de soutien social qui rendent l'individu et la communauté plus autonomes et moins dépendants des spécialistes et des institutions dédiées.

Nous n'héritons pas que des caractéristiques physiques de nos ancêtres ; ils nous transmettent aussi des mémoires qui se manifestent dans le corps... (Salomon Sellam, 2003)

DIALOGUER AVEC NOTRE CORPS

- Notre corps exprime sans cesse les répercussions de nos émotions vécues. Le langage corporel, comme les mots, est polysémique. Il constitue donc une communication pleine de subtilités, indissociable du contexte socio-historico-culturel dans lequel le symptôme s'inscrit.
- De la même manière qu'un mot, pour être compris, a besoin du contexte de la phrase à laquelle il appartient, un

symptôme, pour être entendu, a besoin d'être relié au contexte dans lequel il apparaît.

- C'est pourquoi, avant de chercher à le décoder, nous devons impérativement tenter de le « contextualiser » à l'aide d'une série de questions ; toute affirmation catégorique devra être soigneusement évitée car il s'agit avant tout de susciter des interrogations, de suggérer des pistes de réflexion, plutôt que des assertions.
- Il constitue donc une communication pleine de subtilités, indissociable du contexte socio-historico-culturel dans lequel il s'inscrit.
- Tout symptôme serait aussi une communication inconsciente codée culturellement qui cherche à exprimer une souffrance, un dysfonctionnement.
- De la même façon que les rêves sont l'expression cryptée du langage de notre inconscient, les symptômes dans le corps physique sont des messages inconscients qui nous parlent de notre manière d'être et d'agir dans le monde ;
- Déchiffrer ces messages nous dévoile d'autres lectures, d'autres éclairages possibles, qui vont nous inciter à envisager d'autres orientations ;
- Occulter ou nier ces signaux d'alarme c'est nous priver de la possibilité de transformer notre maladie en une opportunité précieuse de réfléchir à nos valeurs, à nos relations et à notre posture dans le monde ;

En guise de réflexion

« *le corps matériel est la scène où les images de l'inconscient s'efforcent de s'exprimer* ». Thorwald Dethlefsen et Rüdiger Dahlke (2007)

C'est dans notre corps que se matérialisent les formes de maladies psychiques les plus diverses. Le corps est donc le lieu de concrétisation de ce qui se passe dans notre mental. Une perturbation ou un déséquilibre dans le mental ou l'inconscient d'une personne se manifeste à travers un symptôme corporel.

Plus la maladie est profonde et grave, plus la tension intérieure à éliminer est grande et ancienne.

Le symptôme est donc l'expression visible d'un processus invisible.

Le psychosomatique et le somatopsychique sont inséparables et déclenchent une réflexion qui nous fait prendre conscience de soi comme un être complet.

Corintha Maciel (2000) dans son livre *Mitodrama* (p.43) dit :

« *La perturbation de l'harmonie se manifeste dans notre corps car le corps est la concrétisation de l'inconscient ; celui-là devient la scène où toutes les images s'efforcent de s'exprimer* ».

Un exemple de cette force du corps-image est l'appellation « membre fantôme ».

Une personne, amputée d'une jambe, continue à sentir des douleurs là où la jambe n'existe plus. C'est la force du mental, qui survit à toute amputation physique.

De la dépendance à l'autonomie

- Les gens qui sont dans un contexte d'exclusion risquent de passer leur vie à se plaindre de ne pas avoir eu accès à l'éducation, à la formation technique ou professionnelle, ce qui les laisse dans un état de détresse et de dépendance permanente ; il ne peut pas y avoir de dynamique de changement, d'auto-connaissance, de développement de ses potentialités.

Un défi à dépasser : de la dépendance à l'autonomie

Comment créer une dynamique personnelle et collective permettant à chacun de s'approprier son histoire et se baser sur ses failles, et ses ressources personnelles et culturelles.

Comment établir un dialogue entre le corps et l'esprit et entre les individus dans un climat de respect et protégé de tout désir d'influence, ce qui est indispensable pour renforcer le processus de résilience communautaire.

Tout ce savoir-faire que nous avons très progressivement mis en pratique représente fondamentalement un changement de paradigme, un changement de lunettes, qui nous invite à :

- Aller au-delà de l'individu pour toucher le collectif, le public ;
- Voir au-delà des carences et des déficiences pour s'appuyer sur les compétences acquises par l'expérience de vie et faire surgir le potentiel de celui qui souffre ;
- Sortir d'un modèle qui engendre la dépendance pour créer un modèle qui nourrit l'autonomie et la coresponsabilité ;
- Déconstruire une attitude de méfiance envers l'autre et croire davantage dans les capacités de l'autre ;
- Rompre avec l'isolement tant du savoir scientifique que du savoir traditionnel ;
- Passer de « *la solution vient d'ailleurs* » à « *la solution se trouve dans la personne, la famille, la communauté* » ;
- Rompre avec un modèle créateur de dépendance et promouvoir une conscience critique, égalitaire et indépendante.

Pour conclure, un texte poétique de Viviane Mose :

> La plupart des maux sont des poèmes emprisonnés, abcès, tumeurs, nodules, calculs sont des paroles calcifiées, des poèmes captifs.
>
> Chaque bouton, points noirs, poils incarnés, la constipation même pourraient avoir été un jour poèmes.
>
> Mais les gens enfouissent les paroles et les mots prisonniers se transmuent en maladies.
>
> Les mots qui font du bien sont ceux qui ruissellent dans les larmes.
>
> Les larmes dissolvent les douleurs, les douleurs enkystées sont tumeurs,

Les colères fondent à travers les larmes, les colères emmurées sont tumeurs.

Personne sensible, tendre laisse couler ses pleurs, personne durcie est tumeur.

Temps figé est tumeur, temps qui coule est poème.

Tu peux libérer les poèmes enchaînés, cristallisés de ton corps, avec des huiles, des plantes médicinales, du bout de tes doigts, de la pointe de tes ongles.

Tu peux libérer les poèmes avec une pince, un peigne, des aiguilles, un baume au basilic, des massages et des onguents hydratants. Si le poème est enkysté, évite le scalpel, sers-toi de la bouche, des mots, de la danse du corps.

La danse, la parole attendrissent l'armure des poèmes calcifiés, la danse les arrache des doigts crispés, des orteils déformés, des ongles incarnés. La danse, la parole extirpent le poème du coccyx, de la poitrine, du sexe, le poème du cil, de l'œil.

EN GUISE DE RÉFLEXION

Les symptômes qui se manifestent dans une partie du corps peuvent être perçus comme révélateurs des relations, des croyances, des valeurs et enfin de l'environnement socioculturel de la personne souffrante.

Chercher un lien entre la partie et le tout est ce qui permet d'activer les processus de décodage du langage inconscient émis par le corps.

LE SYMPTÔME, RÉVÉLATEUR DE NOTRE INCONSCIENT CORPOREL

Isabelle FONTAINE

En ce début du XXIe siècle, ce thème CORPS – CONSCIENCE – INCONSCIENT, vient nous interroger, nous bousculer, quelle est la place et quel est le rôle du sophrologue face au symptôme dans cette circularité ? Ce sophrologue hybride, écologique, marchant au carburant de l'inconscient. Oui, de l'inconscient et je vais y venir dans la séance que je vais vous proposer de vivre dans cette conférence. Ce sophrologue, tel un accordeur, aidé de son intuition, va créer à partir du langage non-verbal, un *terpnos logos* sur mesure, du haut de gamme en quelque sorte, afin de prendre soin de ce corps discordant. Ce corps selon sa respiration, ses images, ses sensations, ses émotions, ses tensions, ses douleurs ressenties, le sophrologue aura pour mission de le **réaccorder**. Il devient alors un harmoniseur des sens. Il va faire émerger **le sens des sens !**

Le symptôme est comme une langue étrangère pour la personne qui consulte. Le sophrologue devient le traducteur qui établit des liens, des passerelles, entre le corps et le conscient, pour faire émerger cet **inconscient corporel.**

- Le corps parle, alors comment l'écouter ?
- Que se passe-t-il donc pendant la séance ?

Cette conférence sera comme une séance de sophrologie. Le texte de cette séance, vous pourrez le trouver sur mon stand ou sur mon site, afin de vous permettre de vivre cette séance sereinement.

Séance :

Nous allons nous installer confortablement, prenez le temps de faire de grandes respirations... Ressentez vos points d'appui... si vous le souhaitez, vous pouvez fermer les yeux...

Comment vous dire ? La sophrologie est toujours à inventer, à réinventer, à jongler avec les mots, les intonations, les silences, les pleins, à se laisser porter par ce mouvement, par cette vague qui vient nous toucher au plus profond de soi. Ah ! Le « soi », serait-ce ce corps, ce corps en mouvement, comme mon terpnos logos d'ailleurs, ce corps qui existe dans ce non-mouvement apparent de la séance; la sensation, puis l'émotion, surgissent, sans qu'on y prenne garde, de manière spontanée, l'essence même de son être apparaît, dénuée de tout artifice, nous sommes à cet instant dans l'être et non dans le paraître.

Alors que vient faire le symptôme, est-il invité, est-il à éviter, est-il à supprimer ? Que dois-je en faire, moi la sophrologue, dois-je en prendre soin, dois-je composer avec ce symptôme ? Je vais bien entendu en faire un allié de la connaissance de mon client ? Ce symptôme est comme une carte de visite, il m'indique le chemin, il me donne une sorte de parcours, comme une adresse qu'on inscrirait sur un GPS corporel ! Le symptôme se fait guide. Il me montre dans le corps, une région dans lequel il s'est blotti. Mon terpnos logos se construit au fil des chemins, des sentiers, au fil des impasses, des carrefours, des sens giratoires, branché par l'inconscient ; mon intuition s'inspire de l'inconscient du client, tout se fait à mon insu. Mon inconscient sait ! D'ailleurs l'inconscient de mon client ne sait plus qu'il ne sait ! Je me laisse guider moi-même par cet inconscient, que je mets en mots de manière simple, évidente, naturelle, comme un souffle de vie au fond. Ce terpnos logos, ce mouvement des mots me donnent cette énergie, cette énergie transmise à mon client dans un lâcher-prise, dans un laisser-venir, comme moi-même à cet instant dans mon terpnos logos, moment de créativité pure, une sorte de parcours initiatique, toujours renouvelé, jamais identique, en perpétuel mouvement, et pourtant, reposant...

Je prends conscience du rôle de ces instances, le rôle de ce symptôme, dont je prends soin, cet ami fidèle de mon client, celui qui conduit, qui l'a conduit dans mon cabinet.

Le corps se pose, le corps se détend, le corps se fait entendre, comme à travers ce terpnos logos qui s'imprègne du ressenti à travers l'inconscient de l'autre. Je le respire, je ***vous*** *respire, et les mots viennent de manière fluide, comme dans un champ où il suffirait de se baisser pour cueillir chaque fleur, pour composer des bouquets à l'infini, des parfums plus enivrants les uns que les autres, des couleurs comme des feux d'artifice, comme des arcs-en-ciel continuellement renouvelés, nuancés, comme sur une palette de couleur ; tel un peintre, je me plais à créer, ou je me laisse créer. Ma respiration apporte cette* ***inspiration****, ma voix se fait écho de mon* ***intentionnalité,*** *cette intentionnalité qui prend soin, qui prend soin de moi, qui prend soin de l'autre, dans cette communion de vie, dans cette puissance universelle, dans cette énergie insaisissable, cet invisible, ressenti à cet instant dans son corps. Que se passe-t-il donc qui nous échappe ? Faudrait-il le rationaliser, le concrétiser, le disséquer, l'évaluer ? Ou bien s'agit-il simplement de le respecter pour ce qu'il est, à l'instant où il est ? Comme ce souffle de la respiration.*

Je laisse venir tout ce qui se présente, mes pensées, mes images, mes sensations, sans critique, sans jugement, je les respire avec amour, je les accueille, cet accueil essentiel à l'être humain, qui passe par cette reconnaissance au moment où l'enfant vient au monde, comme une naissance à la vie, cet accueil, cet accueil des deux bras ouverts, dans une sorte de geste d'abandon, un geste naïf, sans calcul, dans cette empathie naturelle où l'autre devient moi, où le moi devient l'autre. Est-ce cette essence que l'on appelle l'inconscient ? Je prends conscience de cette essence, véritable carburant intérieur, invisible. ***Cette force, c'est mon calme****, c'est ma capacité à me poser dans mon espace intérieur ; j'agrandis cet espace intérieur, j'y découvre d'autres espaces, je suis comme un architecte d'intérieur faisant du « home staging », ou comme un archéologue, émerveillé devant de nouveaux fragments.*

Je laisse venir toutes les images, autant d'images, autant de parfums, autant de sensations, de saveurs, de contacts. Je les laisse se poser sur moi, sur ma peau, sur mon cœur, dans mon intériorité. Ce symptôme, révélateur de mon inconscient corporel, dites-vous ? Assurément... ce symptôme aide à révéler

*« l'inconscient du corps » en un corps conscient. Je savoure cet instant, un instant suspendu, un instant qui m'appartient, unique, merveilleux, étincelant de lumière, chaleureux, comme un nid douillet dans lequel je me laisse installer. Mon corps est précieux, mon corps comme un ami fidèle qui me veut du bien... Ce souffle de vie m'indique toute la beauté de mon intériorité, de cet amour inconditionnel, que je ressens au plus profond de moi, cette envie de partage, cette envie de lien, comme un maillon de la chaine, faisant partie de l'univers tout entier, du cosmos, je me sens grand et petit à la fois. Je respire profondément, ce moment de bien-être, ce moment de ressourcement, plaisir de ma respiration, plaisir de cette communion avec tous les êtres « **respirants** », « **vivants** ». Les silences, autant d'espaces à découvrir, je laisse le flux des idées s'évaporer, pour ne garder que ma sensation corporelle, **comment ça respire** dans l'ici, maintenant, cet instant d'éternité, une respiration calme et profonde.*

À nouveau, je sens le mouvement, la température de l'air qui entre par mes narines, la respiration qui vient réveiller mes pieds, je peux bouger mes pieds pour bien sentir cette sensation, comme une sensation nouvelle, je bouge mes jambes, je prends conscience de leur mouvement, je pianote avec mes doigts, je tourne mes mains comme si je faisais des cercles avec mes poignets, je m'étire profondément, et je baille pour revenir dans l'ici et maintenant, en pleine forme.

Que s'est-il donc passé pendant cette séance ?

Ce symptôme me permet de composer, d'être le metteur en scène, les images, les parfums, les sens en éveil, **mes** sens en éveil communiquent avec les sens de mon client, une véritable communication, communion **d'inconscient à inconscient.** Magie, me direz-vous ? Non... intuition ? Peut-être, récréation ? Certainement. Re-création... Je deviens ainsi le spectateur de mon propre *terpnos logos*, une véritable jouissance, produisant ainsi des endorphines, de l'ocytocine, de la sérotonine, toutes ces choses en « *ine* », qui me font du bien, et c'est bien là l'essentiel, **ce plaisir est essentiel...**

Chaque respiration fait vibrer ses narines, son ventre créant un mouvement intérieur. Vibration nécessaire, bénéfique dans cette immobilité de la séance où la mise en images du *terpnos logos* va produire des connexions, des reconnexions, une homéostasie qui bouscule le système neurovégétatif, ce système involontaire, sympathique et parasympathique, qui vont se rééquilibrer pour produire une chimie intérieure ô combien salutaire !

C'est cette alchimie extraordinaire qui m'a façonnée... fascinée dès ma première rencontre avec la sophrologie et que je continue à ressentir 30 ans après, auprès de mes clients.

J'ai su à cet instant que « la sophrologie », cette pratique dite « douce » était d'une puissance inouïe. J'ai ressenti le même bouleversement à la découverte de la bioénergie dans un registre plus actif, plus dérangeant. J'ai alors compris que l'association de ces deux pratiques allait être révolutionnaire, incroyablement efficace et surtout tellement libératrice, donnant naissance à la « **Sophromnésie Emotionnelle©** » sophrothérapie à médiation corporelle. L'alchimie ainsi produite par les vibrations, la respiration, la voix, le mouvement, et évidemment l'accompagnement professionnel du sophrologue qui met en place le cadre, dans la présence et la bienveillance. Cette **liberté émotionnelle** enfin libérée des « ***cuirasses musculaires*** » si chères à Reich !

J'émettrais une hypothèse si vous me le permettez et je vais tenter de faire des liens entre différents concepts :

En prenant les 3 états du MOI développé par E. Berne dans l'Analyse Transactionnelle, je dirais que l'ADULTE est le CONSCIENT, le PARENT le PRÉCONSCIENT, et l'ENFANT, l'INCONSCIENT.

Voyons de plus près, l'enfant l'INCONSCIENT pourquoi ? Parce que toutes les sensations, et les émotions viennent percuter son corps. Il n'a pas suffisamment constitué de protections et ne sait pas encore mettre en mots ce qui l'affecte et le touche, aussi les traumas s'impriment-ils dans son corps et il va utiliser toute l'énergie corporelle pour mettre à distance ce qui le fait souffrir. Il ne peut pas faire l'économie d'un passage à nouveau par le corps, pour se libérer des émotions et traumatismes qui seront devenus « *anodins* », tant le déni est à l'œuvre. Cette énergie corporelle utilisée pour cadenasser les impacts émotionnels est alors libérée, les maux **M-A-U-X** sont ressentis et à nouveau « *vécus* », et mis en mots, **M-O-T-S**, ils passent, alors dans le registre du CONSCIENT, l'adulte les accueille, en fait un motif de résilience, une force, une libération, une légèreté, la respiration est alors fluide, ressourçante, lui permettant de se mettre en action, en mouvement. Le PRÉCONSCIENT est symbolisé par le parent normatif, celui qui met des normes, des « *il faut* », des « *tu dois* », « *c'est interdit* », « *c'est impossible* », pensant ainsi protéger le sujet, mais ne faisant que l'enfermer, le couper de plus en plus, jusqu'à incorporer ces normes tels les barreaux d'une prison dont il serait le prisonnier volontaire !

Dans la topique psychanalytique freudienne et jungienne **le parent-PRÉCONSCIENT est le SURMOI**, **l'adulte ou le CONSCIENT est le MOI**, et **l'enfant ou l'INCONSCIENT est le ÇA et donc l'INCONSCIENT c'est le corps !** Ne dit-on pas dans notre *terpnos logos* « ***ça respire*** » ?

Si je devais me risquer à condenser en une formule l'apport de Freud, je dirais, comme le fait René Kaës, « ***l'inconscient c'est le corps*** ». Le sophrologue s'occupe du corps, et je le dis haut et fort, c'est bien à lui que revient la tâche de communiquer et de travailler avec l'inconscient.

Pour conclure je dirais que la sophrologie reste **vivante et féconde**, une formation et une pratique réussies libèrent chez le sophrologue ses possibilités créatrices. Aussi, l'histoire de la sophrologie me semble être l'histoire de la créativité toujours renouvelée !

Alors merci à la SFS de nous avoir donné l'opportunité de réfléchir sur ce thème ô combien révélateur de notre rôle, en tant que sophrothérapeute, face à cet inconscient corporel de nos clients.

Très bon anniversaire à la SFS, pour que vive la sophrologie !

Je vous remercie.

« JE, TU, IL, NOUS, VOUS, ILS » PRATIQUE D'UNE SOPHRO-TRIDIMENSIONNALITÉ

Alain ZUILI

JE

Nous sommes très peu de temps avant les années 80.

Je suis un sophrologue de province, j'ai mon propre cabinet en tant que psychothérapeute et en cours d'installation de mon institut de formation. Mon « *je formateur* » est bien sûr en devenir, s'ouvrant vers le champ d'une reconnaissance par ceux que je considère comme des maîtres…

TU

Afin de me confronter à ceux-ci, je me rends à Paris à un séminaire de la SFS. Accueilli, bien que non dentiste ou médecin, on m'a longtemps pris pour tel, surpris, on m'invite à narrer mes connaissances en matière d'hypnose qui pendant dix ans ont été au cœur d'une profession d'artiste de music-hall.

TU, c'est toi Alain Donnars, alors Président de la SFS, qui me reçoit les bras ouverts. Je dirais même qui me serre dans tes bras alors que je suis un parfait inconnu. Je découvre ce que je prends pour une acceptation inconditionnelle. Alors que je me sentais quelque peu gêné par un titre de champion du monde d'hypnose acquis en 1976, me voilà *de facto* par cette accolade si chaleureuse intronisé parmi tous les ils et elles présents ce week-end-là.

Dès ce moment, je suis obligé de se faire télescoper les pronoms personnels dans leurs ordres singuliers et pluriels.

Parce que il et elle, ils et elles, ce sont VOUS tous qui ont jalonné une histoire de la sophrologie. Les anciens, très anciens : rappelez-vous, alors sous la Présidence du Docteur Bourdel, la SFS, sous sa nouvelle dénomination, est créée au cours du premier congrès national en France les 7, 8 et 9 octobre 1967 à Arcachon. Y participent le Dr André Dumont, le Dr Geissman sur le T.A., le Dr Jossand sur les dangers de l'hypnose, le Dr Raymond Abrezol sur les théories jungiennes, le Dr Jacques Donnars qui remet en cause la notion classique de structure du sujet, le Pr Llopis sur l'orthopédie dento-faciale, Mme Cochet-Deniau sur le RED, enfin le Dr Bourdel sur la notion de formulation. Cette variété et cette ouverture démontrent combien depuis le départ la SFS s'est montrée ouverte à tous les courants.

NOUS

Ce sont depuis cette naissance tous les participants, éternels apprentis en devenir. Dans notre silence, les yeux fermés, mais la conscience ouverte à notre intériorité au cours des séances, et puis les yeux et les oreilles grands ouverts sur l'extériorité et tous ceux qui ont marqué l'histoire de cette société se définissant comme savante : savante ne veut pas dire, définitivement, sachante… Bien au contraire. VOUS cherchez toujours à renforcer une démocratie du savoir, à valoriser tout ce qui s'originalise en marge de la doxa. Voilà bien un courant de pensée qui n'est pas unique !

ILS

Ce sont tous les congrès qui se sont succédé auxquels je l'avoue humblement, il y a presque vingt ans, je ne comprenais pas grand-chose. J'ai dû m'acheter nombre de dictionnaires de psychiatrie ! Je me moquais un peu, m'a-t-on rapporté, du peu de monde fréquentant vos congrès. Pourquoi ? Parce que si le sophrologue se doit d'être dans le savoir-faire, le savoir-être, il doit aussi être dans le faire-savoir. Et cette gentille moquerie se voulait comme un regret, car ce que j'ai toujours aimé à la SFS, c'est votre intelligence, votre dimension thérapeutique, votre fondement psychanalytique, je souhaitais que vos diversités de pensées se fassent savoir au plus grand nombre.

VOUS, c'est tous ceux qu'au cours de ces dizaines d'années, j'ai croisés, de près, de loin, ceux qui poursuivent l'histoire : Alain Donnars, Véronique Rousseau, Claude Chatillon, Théodore-Yves Nassé, Claudie Terk-Chalanset, Benoit Fouché, Gérard Thouraille, Danièle Raynal, Yannick Jouan, Michèle Freud et plein d'autres encore…

VOUS c'est tous ceux qui œuvrent pour les congrès, toujours riches et plus accessibles, et les annales pour que l'on s'en souvienne.

ILS, c'est VOUS qui avez ouvert la voie à une sophrologie plurielle, où l'inconscient (rappelez-vous la ligne S-S' si chère à Roland Cahen) retrouve sa place, parfois trop au détriment de la bidoche comme disait Jacques Donnars…

Une sophrologie qui par l'ouverture de votre cœur, de votre tolérance, de votre bienveillance, incarne l'idée que je me fais d'une sophrologie humaniste.

Mais… fi des mots, ouvrons-nous à la vivance…

Séance :

Voulez-vous commencer par vous mettre debout…

HOMMAGE À GUY CORNEAU

Guy Corneau est mort, il est parti simplement comme il est venu à notre congrès des 50 ans de la SFS. Dès mon invitation, il s'est senti honoré d'intervenir devant un public de sophrologues. En toute simplicité il a accepté, lui qui était connu internationalement. Claude Chatillon notre Présidente l'a accueilli dignement et après sa conférence sur la joie, où il recueillit des applaudissements fournis lors d'une standing ovation,il nous a fait l'amitié d'être présent à notre soirée de gala où il a dansé et partagé avec délicatesse et sans compter !

Alors, merci Guy pour ta générosité et ta lumière, tu nous laisses un témoignage de bienveillance, nous ferons en sorte d'en être à la hauteur !

Isabelle Fontaine
Trésorière de la SFS

Voici l'interview qu'il nous a fait l'immense joie de nous offrir :

Véronique Pons : Vous avez parlé d'élan, de désir, dans votre conférence. Qu'est-ce qui vous a donné envie de venir ici à cette conférence, dans ce colloque ?
Guy Corneau : D'une part, c'est parce qu'on m'a invité, et d'autre part parce que les gens me disent souvent que les exercices que je fais faire en conférence, ça ressemble à la sophrologie, et longtemps, Régine Parez, la femme qui a dirigé cœur.com, association de thérapeutes et d'artistes que j'avais fondée pour faire des ateliers, était elle-même sophrologue, travaillait à l'école des parents et des éducateurs en Belgique, et elle était très encouragée par mon travail, parce qu'elle trouvait que ça allait dans la même ligne ; alors moi je suis venu découvrir au fond ce qu'était la sophrologie. Et effectivement je me sens un petit peu à la maison, comme si j'étais un sophrologue, qui faisait de la sophrologie sans le savoir !

VP : Un Monsieur Jourdain de la sophrologie !
GC : Exactement !

VP : Dans votre conférence, vous avez parlé de la joie, c'était même le cœur de votre conférence. Qu'est-ce que vous avez éprouvé, là, devant ce public, en parlant de la joie ; comment pouvez-vous analyser votre ressenti ?
GC : Eh bien, c'est surtout un public très attentif, et j'étais content d'avoir un public pour qui, au fond, ce que je racontais ici n'était pas étranger, et cela c'était intéressant ; et j'ai voulu effectivement recentrer les choses autour de la joie, parce que pour moi c'est quand même notre essence vitale, c'est de la joie au fond, on est de la joie sur deux jambes, on est de la joie lancée dans l'incarnation, et notre énergie, notre élan de vie est tout de suite coloré par la joie, la création, l'amour, donc ça m'intéressait de faire résonner ça, de faire ressentir ça, et j'étais aussi intéressé d'être devant un public qui est justement habitué à penser en ces termes-là. Et c'est ce que j'apprécie en fait, car j'insiste beaucoup sur tout le travail de visualisation et d'imagination créatrice qui aboutit à de nouvelles sensations en soi, en créant de la sensation en soi. C'est ce qui m'intéresse dans la joie en fait. Je ne suis pas intéressé à nommer la joie comme une chose mentale, ni même un sentiment à la limite. Ce qui m'intéresse, c'est que ça devienne une sensation, un événement intérieur, dont les cellules puissent se nourrir, et qui engage vraiment de la santé, de la joie de vivre et de l'espoir, de l'avenir au fond, pour tout le processus cellulaire, pour chacun de nous, et donc là je trouvais que j'étais devant un auditoire très fertile, très réceptif à ça. D'ailleurs ils ont applaudi à tout rompre, ils se sont levés pour me faire une ovation, ce que j'ai beaucoup aimé, mais ça montre aussi comment ces gens-là sont aussi des gens ouverts et réceptifs à ça ; c'est déjà ce qu'ils pratiquent en fait.

VP : On m'a commandé ce film pour les 50 ans de la SFS, et en fait 50 ans pour une société savante, c'est l'âge de quoi pour vous, c'est signe de quoi ?
GC : Eh bien, 50 ans, c'est comme la première vie, c'est comme pour nous 49 ans ! 50 ans c'est la première vie qui vient de se

terminer, on en a plusieurs autres, et donc pour moi, on pourrait dire que la SFS rentre dans son adolescence, et donc qu'elle a encore de belles années de créativité devant elle. Ce que j'entends aujourd'hui, c'est qu'effectivement il y a une multiplicité de courants, des accents, et on s'aperçoit qu'il y a une créativité à l'œuvre, et c'est cela qui est garant de l'avenir, notre avenir à nous aussi comme êtres humains.

LA SOPHROLOGIE EXISTENTIELLE UNE AUTRE APPROCHE DE LA PSYCHOTHÉRAPIE

Jean-Luc COLIA

Le monde de la psychothérapie change. Dominé pendant des années par la psychanalyse, le courant des approches dites humanistes ou expérientielles se développe.

Ces approches sont nées aux Etats-Unis dans le milieu des années 50 sous l'impulsion de MASLOW, PERLS, REICH, et ROGERS pour les plus connus.

Ce sont toutes des thérapies d'inspiration phénoménologique, basées sur la présence, l'ici et maintenant. C'est vraiment dans ces dernières décennies qu'elles ont pris leur essor, dû à notre monde moderne et au développement de la technologie, qui a surtout modifié notre rapport au temps, à notre corps et qui laisse à l'homme moderne le sentiment parfois de ne plus être vraiment l'acteur, voire même au cœur de son existence.

La vision que notre société occidentale a de notre santé a modifié le rapport que nous avons à nous-mêmes. En effet, la santé « *c'est le bien-être* », ce n'est plus la non-maladie, surtout depuis que l'OMS en a proposé une nouvelle définition en 1946 « *en tant que production d'un bien-être individuel et collectif auquel tout le monde doit pouvoir aspirer* ». À partir de là, la médecine n'est plus essentiellement celle qui soigne, mais qui apporte du confort. Nous sommes entrés par cela dans une nouvelle dimension, où on attend de son médecin le bonheur, la super forme, la performance.

Cette médecine va beaucoup, indéniablement, nous apporter, mais a pour conséquence la modification de notre rapport à nous-mêmes, à notre corps, dans la mesure où elle va servir plus une mécanique corporelle et pas forcément l'humain.

Elle va aussi transformer notre rapport à la finitude. Puisque la technologie nous promet la survie, la longévité, en oubliant que la maladie modifie la vision de la vie, tout ce qui relève de notre intériorité, de la dimension symbolique propre à l'Être humain, l'esprit, l'imagination, les émotions, les sensations. C'est un fait, plus nous aimons la technique, moins nous aimons l'humain.

Il est peut-être important de réconcilier l'humain avec son humanité, c'est-à-dire avec sa sensibilité, sa vulnérabilité. Attention de ne pas réduire l'homme à un être de pulsion dominé par ses gènes. Il est plus complexe que cela. Il est fait de volonté, de sensation, de désir, d'émotion.

Il est important pour nous thérapeutes praticiens d'une méthode, de tenir compte de l'importance de la relation dans le processus thérapeutique, et de ne pas réduire notre accompagnement à une technique, d'être des marchands d'illusions et de promettre que grâce à la sophrologie on peut trouver le bonheur absolu, car cela reviendrait à considérer nos clients comme notre voiture l'est chez notre garagiste.

La Sophrothérapie Existentielle se fonde sur une globalité existentielle de l'Être Humain. Elle propose à travers la pratique, qui en aucun cas n'est un but, mais un moyen vers l'éveil de la Conscience, de l'expérience consciente, voire de l'expérience pure de l'ici et maintenant pour ajuster ses propres manières d'être.

Comme dans toutes les thérapies existentielles on ne cherche pas à traiter les situations conflictuelles, les souffrances, en les expliquant forcément par des traumatismes du passé. On met l'accent sur un autre type de conflit. Irvin YALOM, grande figure actuelle de la psychothérapie existentielle en donne cette définition : « *La psychothérapie existentielle constitue une approche dynamique de la thérapie s'attachant aux enjeux se trouvant au cœur de l'existence individuelle.* » Il parle bien d'une dynamique, qualificatif très utilisé dans le champ de la santé mentale, qui part de ce postulat : la dynamique psychique s'articule donc autour de forces, de motivations en conflit.

La psychothérapie existentielle ne met pas l'accent sur les mêmes conflits que la psychodynamique freudienne ou néo-freudienne.

La psychodynamique freudienne postule que l'enfant est gouverné par des forces pulsionnelles innées en conflit avec un monde qui l'empêche de satisfaire ses appétits agressifs et sexuels innés.

La psychodynamique néo-freudienne reconnaît que le besoin fondamental de l'enfant c'est la sécurité et la qualité des échanges avec les adultes capables de lui apporter cette sécurité détermine sa structure caractérielle.

Le conflit de base découle des carences maternelles de l'enfant et des besoins de sécurité et de reconnaissance de celui-ci.

La psychodynamique existentielle met l'accent sur un autre type de conflit fondamental. Elle n'est pas liée au modèle développemental, l'investigation profonde n'est pas synonyme d'exploration du passé, elle implique une distanciation des préoccupations quotidiennes afin de mener une réflexion sur sa situation existentielle personnelle. Cet exercice implique de pouvoir penser en dehors du temps, de s'interroger, non sur ce qui nous a permis de devenir qui nous sommes, mais sur le fait que nous sommes. La question n'est pas qui je suis, mais où je suis. Le passé ou plus exactement le souvenir que nous en avons n'est pas le terrain le plus fertile de l'exploration. Le futur qui s'actualise dans le présent constitue la modalité principale de la thérapie existentielle. Le conflit de cette psychodynamique existentielle, survient lors de la confrontation de l'individu aux fondamentaux de l'existence.

Comment mettre à jour ces fondamentaux, si ce n'est d'abord par la mise entre parenthèses de notre quotidien, ou du moins nous en distancier (notre pratique sophrologique nous le permet par ce retour à son corps, à soi, à partir de la métanoïa, le retournement de la Conscience).

Pour résumer la différence entre les diverses psychodynamiques, la théorie freudienne peut se réduire à cette formule :

Pulsion → angoisse → mécanisme de défense

Et pour la psychothérapie existentielle :

Conscience des enjeux ultimes de l'existence → angoisse → mécanisme de défense.

Ces deux formules supposent que l'angoisse constitue le carburant de la psychopathologie avec des origines différentes. Dans le champ de la psychothérapie existentielle on définit quatre grands enjeux que sont :

La mort : pour HEIDEGGER la finitude c'est la reconnaissance pour chaque *dasein* de l'être vers la mort vers un être plus authentique. La prise de conscience de cet être vers la mort va permettre de se connecter avec son désir d'exister, de réévaluer les priorités de la vie, de se connecter avec un sentiment de libération, une sensation aiguë de vivre dans l'ici et maintenant et une diminution des peurs relatives au contact interpersonnel. La finitude frontière qui donne du sens au projet du *Dasein*, la finitude est la possibilité ultime du *Dasein*.

La liberté : le sujet le plus polémique car il entraîne souvent le débat entre causalité et liberté.

Ce conflit réside dans la tension entre la conscience de notre liberté illimitée et notre motivation à la sécurité, au contrôle et à l'impression d'avoir un destin. La liberté du sujet de désirer, de choisir d'agir, de changer. Ce fondement va laisser naître la responsabilité. Cela fait référence à un moi transcendantal qui se constitue (c'est-à-dire responsable de), soi-même et le monde.

Parmi les défenses psychiques qui découlent de ce conflit, nous retrouvons la compulsion, le déplacement de la responsabilité, le déni (la victime innocente, la perte de contrôle, le comportement autonome, les troubles du désir et de décision).

L'isolement existentiel : ce conflit réside entre la Conscience de notre solitude, de la nécessité de séparation (de nos lieux de sécurité culturels et affectifs), et de nos désirs de contact, de protection, et d'appartenance à des systèmes d'affiliation plus grands que notre individualité. Les personnes sont terrifiées par l'isolement et pour apaiser cette terreur elles ont besoin de la présence d'autrui pour affirmer leur existence. En bref la personne submergée par cette angoisse d'isolement cherche à être aidée par le biais de la relation spécifique qui est plus basée sur la survie que sur l'élévation. On est là dans une relation adhésive au monde.

Clark MOUSTAKAS, autre thérapeute existentiel et phénoménologue, définit la solitude en ces termes : « *En étant seul, l'individu se réalise dans la solitude et forge un lien ou un sentiment de lien fondamental aux autres. La solitude ne sépare l'individu ni ne cause de rupture ou de division du moi, mais élargit bel et bien chez l'individu l'entièreté, la perspicacité, la sensibilité et l'humanité* ». En fait la centration sur soi n'est pas une fermeture, mais un point d'ancrage à l'ouverture aux autres et au monde.

L'absence de sens : le conflit se situe entre notre motivation à la recherche de sens et le vide que la conscience vit souvent concernant notre processus existentiel. Il pourrait se résumer par cette phrase que l'on entend souvent dans nos consultations : *j'ai tout pour être heureux, mais je ne le suis pas*.

La sophrothérapie existentielle propose un autre état d'esprit qui voit le patient non pas comme un malade, mais comme un être humain en quête de sens. Le sophrothérapeute va permettre au sujet d'accéder à une conscience pleine et entière de son être et de ses désirs.

Pour accéder à cette pleine conscience, la pratique se fonde sur :

1°) l'attitude phénoménologique qui invite à une nouvelle façon de regarder le monde. Dans la pratique clinique c'est la tentative de saisir les phénomènes tels qu'ils apparaissent en libérant l'esprit des hypothèses empiriques qui emprisonnent. Il s'agit de rejoindre le monde tel qu'il nous apparaît et d'ouvrir des horizons de sens. En un mot décrire au lieu d'expliquer.

2°) une alliance thérapeutique, relation spécifique, une rencontre entre deux êtres, dans l'ici et maintenant, et pour le sophrothérapeute grâce à sa pratique personnelle, à son cadre de supervision, éthique de la profession, d'être créateur d'une relation, un mode d'être là et pleinement là, avec ses patients.

3°) l'éveil du schéma corporel, renforcement de la conscience de soi, de son incarnation, c'est-à-dire un oui au corps, oui d'avoir un corps, d'être dans un corps, d'être à la fois contenu et limité par notre propre enveloppe ; *je ne peux tout incarner, je ne suis pas le tout*. S'incarner c'est aussi perdre sa toute-puissance, c'est accepter le processus de transformation jusqu'à la mort et se connecter avec les enjeux ultimes de l'existence dénoncés précédemment.

Je suis dans mon corps, je l'occupe complètement, à tel point que je perçois qu'il n'y a pas de distance entre mon moi psychique et mon corps. Le corps constitue mon espace primaire, mon être dans le monde, dans une dimension spatiale.

Le sujet est sujet de chair avant tout, un corps concret et vivant, donc sensible. Selon MERLEAU-PONTY, la dimension corporelle a une double nature, une double appartenance. Mon corps est objet du monde, mais il est également « *mon point de vue du monde* ».

Ce qui m'ouvre au monde et me situe à l'intérieur. La présence est inévitablement être là avec le corps. L'intégration du schéma corporel en sophrothérapie est l'ouverture vers le monde, participation au monde, lieu de rencontre avec la vie d'autrui. Il appartient au monde de la sensation, il n'est ni imaginé, ni pensé de façon symbolique ou conceptuelle, mais il se tient là sous nos yeux comme quelque chose de donné à soi-même.

Trois axes, trois hypothèses de travail en sophrothérapie :

a- le travail sur l'incarnation
b- le travail sur la différentiation
c- la place dans le monde. L'être dans le monde, le *Dasein* est en effet toujours, déjà irrémédiablement engagé dans le monde.

4°) la conscience modifiée : niveau sophroliminal.
Niveau de conscience où la personne éprouve un changement qualitatif de ses processus et de ses fonctionnements mentaux. Lors de cet état de conscience non ordinaire, la relation au temps, à l'espace, au corps s'en trouve modifiée et transcendée, laissant apparaître une capacité créative naturelle. Les champs de la perception et de la représentation sont exacerbés, la perception sensorielle transcendant les cinq sens dont nous disposons habituellement. Le sujet peut ainsi éprouver un sentiment d'éternité, une unité du passé, du présent et du futur, et une expansion de l'identité dans un sentiment d'unité.

En conclusion

Pour terminer mon exposé, je voudrais parler du métier de sophrothérapeute ou psychopraticien en Sophrologie Existentielle. Depuis 2010, la loi ACCOYER a règlementé l'utilisation du titre de Psychothérapeute, elle restreint l'usage de ce titre aux psychologues, aux médecins, aux psychanalystes et aux psychiatres, sans tenir compte de la formation à une méthode psychothérapeutique.

C'est pour cela que de nombreux professionnels et associations militent pour la reconnaissance d'un autre titre qui tient compte de l'essence même du métier. En France, le représentant de l'Association Européenne de Psychothérapie (EAP), la FF2P (Fédération Française de Psychothérapie et de Psychanalyse), œuvre à la reconnaissance du titre de Psychopraticien. Elle a défini ce qui caractérise sa spécificité. Le psychopraticien accompagne, grâce à sa formation longue théorique et pratique dans une méthode, les processus psychiques et transformationnels au-delà du champ du développement personnel. Il met en place une alliance thérapeutique qui va permettre à la personne d'identifier et d'exprimer ses questionnements et sa souffrance (psychologique, psychique, existentielle, relationnelle, etc.).

Il permet également à la personne de trouver ses propres réponses, ses ressources personnelles, son potentiel et de relancer un processus de croissance, d'autonomie et de créativité.

Il s'appuie comme nous venons de le dire, sur une méthode spécifique, mais aussi sur son processus personnel (thérapie personnelle) et sur sa pratique sous supervision. Il doit être également formé à la psychopathologie, afin de pouvoir repérer d'éventuels troubles psychiques pour adapter son accompagnement et si nécessaire orienter à son tour vers des spécialistes de la santé mentale. La Sophrologie Existentielle comme exposée précédemment a toute sa place dans le champ de la psychothérapie. Les écoles de Sophrologie et de Sophrothérapie Existentielle de Bordeaux (ISEBA) et de Colmar répondent à tous ces critères et sont agréées par la FF2P pour délivrer le titre de Psychopraticien et le Certificat Européen de Psychothérapie (CEP).

BIBLIOGRAPHIE

Irvin YALOM, *La thérapie existentielle*, Editions Galaade
Jan PATOCKA, *Introduction à la Phénoménologie de HUSSERL*, Editions Broché
Georges CHARBONNEAU, *Introduction à la Psychopathologie phénoménologique*

TABLE RONDE
AUTOUR DE LA PSYCHOSOMATIQUE

Yannick JOUAN, Claudie TERK-CHALANSET
Médiateur : Claude CHATILLON

ÉMOIS OUBLIÉS, PAROLE EN SOUFFRANCE, CORPS DE MÉMOIRE

Claudie TERK-CHALANSET

Certains sujets ont vécu des évènements traumatiques, soit trop précoces pour être conscientisés, par exemple avant l'apparition du langage, soit si violents qu'ils les plongent dans la sidération, bien au-delà des mots.

Ces souvenirs seront censurés, gommés, déniés, provoquant une cassure psychique, un blanc dans l'histoire, une faille. Ils seront non pas refoulés, mais forclos, interdits de parvenir à la conscience, enkystés, encryptés dans un « caveau secret », indicibles.

Ils sont pourtant profondément pathogènes. Ils pourront resurgir dans le Réel, par exemple sous forme de trouble psychosomatique. Le corps s'y exprime là en hiéroglyphes, en rébus, dans une écriture dont le langage est à décrypter dans sa symbolique et son ambivalence. Ce qui ne trouve pas à se dire par la voix, le cri interdit, va se frayer chemin, assez travesti pour donner le change, dans une représentation corporelle qui vient s'inscrire dans le Réel du corps.

Important : le malade n'en possède pas les clés, c'est une manifestation du corps fou, opaque à celui qui en est porteur.

Secrets et signifiants y sont là, à l'œuvre. On peut parler de langage d'organe et d'écriture du corps.

Production du corps fou qui se manifeste sous la forme d'un faire.

- Un trouble psychosomatique n'est pas une manifestation de l'Inconscient.
- Ce n'est pas un symptôme qui, lui, est du registre du dire, qui s'interprète, qui attend un déchiffrement, un effet de sens.

Quand peut-on parler de phénomène psychosomatique ?

On peut dire en première intention, et c'est une donnée de base pour chaque être humain, *psyché* et *soma* étant si intimement liés : tout est psychosomatique. C'était déjà ce que disait Groddeck. Il faut traiter le malade dans sa globalité, le *ça* en lui.

Et c'est ce que le Docteur Jouan, j'en suis sûre, affirmera d'après les travaux de Jean Benjamin Stora, qui postule que plusieurs systèmes s'interpénètrent. C'est le modèle global de la psychosomatique intégrative.

On peut parler de trouble psychosomatique :

- Lors de lésions qui apparaissent sur la scène médicale, sans cause apparente, ni étiologie véritable.
- Ces lésions peuvent être invalidantes, mystérieuses, mortifères, je pense en particulier à la redoutable rectocolite hémorragique.

Elles éclosent brutalement, cessent parfois de même, peuvent s'alterner, se conjoindre, se répéter en poussées successives, souvent lors de dates anniversaires, disparaître sans laisser de traces. Elles nous renvoient à un « pourquoi ? »

À travers un langage symptomatique sans aucun substrat organique, le corps cherche à faire passer un message codé, je vous le disais, dont le sens reste obscur pour le sujet lui-même. D'ailleurs, ils n'interprètent pas leurs corps, ils s'expriment en tournures impersonnelles… ON a eu des éclairs…ON y voyait très mal… Ils racontent leur histoire dans un récit désincarné et sans métaphore. Le trouble psychosomatique n'a aucun lien pour le patient avec son histoire. Le sujet est englué dans une jouissance anonyme de laquelle il ne veut rien savoir. La relation avec le médecin est blanche. Aucune visée manipulatrice. Langage du quotidien : *Je suis un asthme - je suis un eczéma.*

<u>Les origines supposées :</u>

- Un trauma ou une violence subie
- Un deuil
- Un événement comme une rencontre
- Une rupture affective : séparation ou divorce
- Une rupture professionnelle comme un licenciement
- Une rupture géographique comme un déracinement, un déménagement
- Une notion de perte, réelle ou symbolique, précède souvent les manifestations psychosomatiques. Elle est souvent associée à un sentiment d'impuissance.

<u>Quelques traits de personnalités des patients porteurs</u>

On les trouve principalement dans les familles où les émotions n'ont pas droit de cité. Ces patients témoignent que, chez eux, l'expression, la communication étaient réduites au strict minimum nécessaire.

« *Pas de bonjour, pas d'au revoir. On partait, on arrivait, c'est tout. Rien à se raconter, rien à se demander : il aurait été incongru de manifester quoique ce soit de personnel* ».

Une patiente se demande comment rendre compte de « *ce particulier* », « *ce singulier* », ce « *pas pareil* », cette comparaison permanente, « *chez moi, chez les autres* ». Ce que j'aurais à communiquer est impossible, « *une détresse immense, une solitude, un isolement, un abandon* ». Tout cela fera le lit plus tard du phénomène psychosomatique. « *La parole est devenue leur manque à être* ».

Dans ces familles sont surévaluées, surestimées les valeurs liées au nécessaire et à l'utile, niés les affects.

Ces personnes sont dites « alexithymiques », terme élaboré par Sifneos et Nemiah de Boston.

Terme dérivé du grec : *a* privatif / *lexis* – langage / *thymos* - émotion, littéralement : absence de mots pour les affects. On a parlé à ce propos de « *vide dans le moi* ».

L'alexithymie est un des facteurs de vulnérabilité somatique, pour soi, mais aussi pour ses enfants. Faute de mots, les enfants s'exprimeront en maux, surtout les petits, la symptomatologie corporelle étant pour eux la seule forme de communication.

Toute une série de pathologies se diront dans le corps :

- les allergies
- l'asthme
- la dermatite atopique du nourrisson
- les vomissements
- les troubles du sommeil, mais aussi
- l'énurésie
- et l'encoprésie

Plus tard, chez la jeune fille, l'anorexie et la boulimie. Plus tard encore, toxicomanies et addictions ou dépendances de toutes sortes seront « *le langage pathétique de ce manque à être* ».

Joyce Mac Dougall considère comme liées aux phénomènes psychosomatiques :

- les prédispositions aux accidents corporels,
- les brèches du bouclier immunologique d'un sujet.

<u>Suite des critères des personnalités des patients : caractéristiques des mères.</u>

- La théorie de Marty, de Fain et de M'Uzan s'accorde à penser que le processus de somatisation apparaît lorsque le sujet n'est plus capable de traiter mentalement les contraintes et conflits qui pèsent sur lui, ce dont il n'a pas conscience.
- Il y a également refoulement massif des émotions et des affects qui se fait à l'insu du sujet.
- On note souvent des conduites adaptatives à la réalité dans un conformisme très important aux normes socio-culturelles. Ces individus sont qualifiés de « *normopathes* » par Joyce Mac Dougall. Sami Ali parle

de la « *pathologie du banal* ». Ces personnes se retranchent derrière un mur de « *pseudo-normalité* », pour éviter toute prise de conscience de leur vécu affectif. Puisqu'ils n'ont pas de mots pour décrire leurs émotions, ils ne savent ni ne s'autorisent à les ressentir. Ils sont pourtant profondément malheureux.

L'impasse

Ces individus sont soumis à des situations d'impasse, situations qu'on ne peut ni modifier, ni fuir, où toute tentative de résolution ramène au point de départ et crée d'autres problèmes.

L'école de Sami Ali postule que l'impasse est impossible à résoudre. Il dit même qu'il faut qu'un thérapeute se confronte à cette expérience d'impuissance, s'avouer qu'il n'y a rien à faire face à cette causalité circulaire. L'impasse est à dissoudre, c'est-à-dire revenir à un temps où elle n'était pas constituée. Comprendre comment le patient en est arrivé là.

Joyce Mac Dougall considère que certains modes de fonctionnement mental, acquis dans les premiers mois de la vie (donc les échanges mère-nourrisson) peuvent prédisposer aux éclosions psychosomatiques. Acquis avant l'apparition du langage, ils sont comme une défense contre les vécus mortifères : magma fusionnel, un corps pour deux, prison symbiotique.

Les mères :

Soit froides, distantes, imprévisibles, la mère morte au sens d'André Green.

Soit intrusives, mères savantes ou pour lesquelles l'enfant sert de phallus imaginaire, il comble une partie manquante chez elles.

Que se passe-t-il sur le plan physiologique ?

C'est comme s'il y avait une représentation prisonnière, qui avait été forclose, c'est-à-dire déniée, purement et simplement de la conscience, et qui bombarde périodiquement un organe ou un tissu jusqu'à le faire s'enflammer, ou saigner, ou s'étrangler.

On verra que c'est souvent en fonction de dates anniversaires, dates signifiantes pour le sujet, ou dans sa lignée pour un autre membre de la famille ou son conjoint.

Le corps à ce moment-là dysfonctionne, il devient fou. Il accélère ou ralentit certaines fonctions, par exemple :

- le transit intestinal
- la tension artérielle
- le rythme cardiaque.

On peut avoir également :

- des lésions ulcéreuses
- des manifestations allergiques
- des processus auto-immuns
- ou des transformations prolifératives comme le cancer.

Il faut noter que parfois le trouble psychosomatique empêche le patient de sombrer dans la maladie mentale. Par exemple, une patiente subissant une première poussée de sclérose en plaques, au lieu de sombrer dans la mélancolie. C'est parfois le dernier rempart avant la psychose.

Abord thérapeutique

C'est Sami Ali et le Centre de Psychosomatique qui insistent sur le rôle très important du rêve et des équivalents diurnes, pour le fonctionnement immunitaire des patients.

Pour lui, la fonction de l'imaginaire est pourvue d'une valeur immunitaire. Elle est essentielle.

Chez les patients psychosomatiques, le refoulement de cette fonction qui coupe le patient de ses affects et de ses émotions, qui le prive également de ses rêves, le conduira à la somatisation.

Tout le processus thérapeutique va consister à créer un espace relationnel et imaginaire permettant la levée du refoulement de cette fonction.

L'abord de la sophrologie

C'est donc là qu'apparaît pourquoi nous pouvons être très utiles en tant que sophrologues lorsque nous sont adressés des patients psychosomatiques en adjuvant du traitement médical.

La sophrologie peut être une bonne indication thérapeutique parce qu'elle permet d'aider à ressourcer un imaginaire défaillant.

Comment ?

Par nos techniques de visualisation, nos mots brodés de poésie, nos kaléidoscopes d'images, de couleurs, de sons, de parfums et l'enrichissement des sensations corporelles chez nos patients.

En effet, la sophrologie propose d'emblée, à l'aide de la respiration, une présence à soi-même qui se conquiert. Elle permet à la personne, petit à petit, d'apprendre à mettre des mots sur ses sensations, puis d'accéder à une parole pleine.

Par leur *terpnos logos*, les sophrologues sont habiles, même si c'est de manière un peu directive, à suggérer paysages réels ou imaginaires, une forêt, un jardin, un torrent, une vallée, une île. Ce sont au début les images du sophrologue, mais il les prête au sophronisant. Il les lui fournit pour ressourcer ses pannes d'imaginaire.

Très récemment une patiente me disait, très étonnée, qu'après la première séance, elle avait recommencé à rêver, ce qu'elle ne faisait plus. Cela nous est très souvent décrit. Parallèlement, la symptomatologie diminue et on peut diminuer les corticoïdes.

Sami Ali et beaucoup d'autres s'accordent à le penser.

Dans la deuxième partie, après l'intervention du Dr Jouan, je citerai si nous avons le temps, deux vignettes cliniques relatant comment dans ma pratique, la sophrologie a pu avoir un effet positif.

Je rappellerai pour terminer à quel point le thérapeute doit plus que jamais s'abstenir de tout jugement, et être bienveillant et maternant.

Et sans doute y aura-t-il des questions.

Si nous avons le temps, j'aimerai également donner **l'exemple de <u>la peau</u>**, qui concentre beaucoup des éléments que l'on retrouve en psychosomatique.

Tout d'abord, pensez au nombre d'expressions populaires qui y font référence comme :

- Être bien dans sa peau
- Risquer sa peau
- Sauver sa peau
- Faire peau neuve

« *C'est ma peau que je veux sauver* », parole d'une patiente.

- Elle a une fonction de protection, celle d'être une limite entre un intérieur et un extérieur.
- Mais elle est aussi une surface, une surface d'écriture, sur laquelle peuvent s'écrire des lettres.

Le corps peut devenir écriture d'une parole indicible.

Elle est parfois le siège de lésions qui s'entretiennent (ex : un psoriasis, un eczéma), que les patients prennent parfois presque plaisir, on peut parler là de jouissance, à gratter, à frotter, à faire saigner, bref, à entretenir. Le patient s'en sert comme d'un blason, comme un signe d'appartenance.

En même temps, arracher les peaux mortes, c'est expiatoire, c'est se punir de quelque chose, parfois on ne sait d'ailleurs pas de quoi, et cela a pu être commis à la génération précédente, ou parfois pour payer son droit à l'existence. « *Ça sert en même temps à témoigner et à rendre compte d'une souffrance* ». Ça rend compte de son identité.

D'ailleurs, c'est une construction de défense. Cela arrive sur des parties cachées du corps. Il existe des réalités cliniques, des interventions chirurgicales, qui sont voulues par les patients. Existent aussi les scarifications volontaires, ou des coupures corporelles, presque par inadvertance.

Tous les phénomènes d'automutilation, les entames corporelles font du corps un objet sacrificiel.

Les lésions, à défaut d'être une parole, sont une écriture minimale, une signature, une empreinte digitale, on parlait de hiéroglyphes avant la découverte de Champollion, bref, un discours de l'insu, « du *sens en déshérence* ».

Florence, 1re crise le jour de ses 17 ans : un eczéma généralisé.

Elle dit : « *Cet eczéma, c'était le moyen de leur dire que je voulais partir. Je me gratte, ma peau devenait rouge, je voulais faire peur à mes parents. En fait, ça a été le moyen pour eux de me retenir chez eux.* »

Elle fera une tentative de suicide que ses parents ne comprendront pas. Elle fait des efforts répétés pour se libérer de l'emprise du milieu familial, mais elle doute d'avoir le droit de le faire, de se séparer d'eux.

Un doute envahissant, culpabilisant, « *un doute à fleur de peau pourrait-on dire* ».

Gilles Deleuze, en parlant d'Artaud, parle de « *corps-passoire* », pas de limite entre le dedans et le dehors.

Remarques :

- Dans toute lecture d'un phénomène psychosomatique, il faut prendre en compte (en tout cas tâcher de s'en faire une idée) l'histoire familiale et surtout l'archaïque de la relation parent/enfant.
- Les secrets et signifiants sont à l'œuvre sur le corps. Il y a des signifiants opérants.

- Une jeune fille, fille naturelle (bâtarde) d'un jeune colonel, aux Colonies, qui jamais ne l'acceptera, déclenche une pathologie du côlon, une entérocolite.

Ici, le corps fait signe.

- Le secret de famille : deux tableaux de maître chez ses grands-parents, confiés par une famille avant leur départ en camp de concentration. Ce patient atteint d'une pathologie mimant tous les signes d'un cancer du côlon, avoue sa honte infinie, car il a découvert ce secret, et il sait que ses grands-parents n'ont jamais fait aucune recherche d'héritiers potentiels, car cette famille n'est évidemment pas revenue des camps.

Cet aveu le libère d'un poids de honte et de culpabilité, qui améliorera spectaculairement la pathologie.

Note : le temps n'a pas permis d'aborder cette deuxième partie.

Les vignettes cliniques ne seront donc pas publiées.

PSYCHE/SOMA ou SPSOYMCHAE
Maladie et Psychosomatique

Yannick JOUAN

Dès l'époque de la Grèce antique nous trouvons traces de conflit entre la Médecine dite Psychosomatique et la Médecine des organes, entre ceux tel Hippocrate et son école probablement établie sur l'île de Cos s'appuyant sur l'unité psyché-soma et l'école de Cnide établie sur la péninsule d'en face soignant la maladie sans se préoccuper de la psyché.

2500 ans après, rien n'a changé, mais avec le développement tentaculaire de la technique, la deuxième approche très performante dans certains domaines, mais dépourvue d'humanité étouffe quasiment la première qui est reléguée au rang de médecine alternative combattue par le système économique en place, ces médecines ne générant pas de profits.

Le terme psychosomatique est apparu au XIXe siècle en 1818, employé par un psychiatre allemand le Docteur Johann Christian August Heinroth qui inventa aussi le terme somatopsychique en 1828, termes qui ne furent réemployés qu'un siècle plus tard. Nous ne nous étendrons pas sur l'histoire de la psychosomatique qui a débouché sur deux approches différentes dans le courant du XXe siècle. Ces approches ont permis d'établir une théorie des processus de somatisations donc de l'apparition des maladies, l'une plutôt médicale complétée par des concepts psychanalytiques avec comme chef de file le Dr Franz Alexander et l'école de Chicago (1952) et leurs successeurs, l'autre psychanalytique sous l'égide du Dr Pierre Marty, fondateur de l'école de Paris (1962), puis de l'Institut de Psychosomatique (1978).

Aujourd'hui la médecine psychosomatique a pris une grande ampleur aux États-Unis en ayant « *perdu ses racines psychanalytiques en faveur d'un formidable développement influencé par les découvertes biologiques combinées à des variables comportementales* »[1]. La médecine d'inspiration psychanalytique plus particulièrement développée en France n'a pas quitté sa source analytique. Les somatisations peuvent-elles s'expliquer uniquement par des mécanismes biologiques et physiologiques ou seulement par des fonctionnements et dysfonctionnements de l'appareil psychique ?

Nous en sommes sans doute arrivés là de par cette **séparation de la psyché et du soma initiée par les philosophes grecs**. Les termes psychosomatique et somatopsychique évoquent soit un mouvement de la psyché vers le soma renvoyant à la psychosomatique d'inspiration psychanalytique, soit un mouvement du soma vers la psyché renvoyant plutôt à la psychosomatique telle qu'elle est développée actuellement aux États-Unis.

De cette séparation de la psyché et du soma émerge une certaine confusion pouvant laisser penser que certains aspects du psychique ne concernent pas le soma ou qu'il peut se passer de multiples dysfonctionnements au niveau du soma qui ne concernent pas le psychique. Il est quand même étrange d'envisager que nous puissions vivre indépendamment dans notre psychique ou dans notre somatique. **Il ne semble pas possible d'expliquer les processus de somatisations en isolant le système psychique de l'ensemble des niveaux du vivant.**

Pour le Professeur Jean Benjamin Stora qui a créé une consultation de psychosomatique à l'hôpital de la Pitié Salpêtrière en 1993, en rupture avec l'IPSO il y a une vingtaine d'années alors qu'il en était le président ayant pris la suite du Dr Pierre Marty, la compréhension du fonctionnement de l'unité psychosomatique que nous sommes en tant qu'êtres humains exige de prendre en compte de très nombreuses disciplines des sciences du vivant dont les neurosciences, pas seulement d'en rester à une approche psychanalytique ou comportementale.

---

[1] STORA Jean-Baptiste, *Le rôle de l'appareil psychique, des mécanismes neuronaux et neurohormonaux dans les somatisations : l'approche de la psychosomatique intégrative*, Ann Med Psychol, Paris, 2010, doi:10.1016/j.amp.2009.09.018

Il élabore alors le concept de **Psychosomatique Intégrative relevant à la fois de la médecine, de la psychanalyse et des neurosciences**, englobant les autres modèles qui deviennent des cas particuliers de ce modèle. Ses recherches l'ont amené à poser l'hypothèse que l'unité psychosomatique humaine est un système de systèmes s'inspirant de la Théorie générale des systèmes de Ludwig von Bertalanffy (1901-1972) à partir de laquelle il a « *élaboré de nouveaux concepts : l'organisation psychosomatique, les processus de somatisations selon la psychosomatique intégrative, le temps de réaction de l'appareil mental, le concept de systèmes dissipatifs d'énergie emprunté à la physique moderne pour remplacer le concept périmé de Freud d'une énergie en système fermé* »[2].

Dans cette théorie, **le psychisme est considéré comme un système en interrelation permanente avec tous les systèmes corporels** : système nerveux central, système nerveux autonome, système immunitaire et génome. Il y distingue cinq stades de somatisations sur lesquels nous n'allons pas nous attarder dans cette intervention.

Ce qui est important dans cette théorie, c'est qu'il n'y a pas de mouvement du psychique vers le somatique ou du somatique vers le psychique, **tout ce qui se passe chez un être humain y est considéré comme psychique et somatique simultanément**, psyché et soma étant en quelque sorte intégré l'un à l'autre, d'où la deuxième partie du titre de mon intervention, car il n'y a pas de mot pour l'exprimer en français. En fait dans cette hypothèse il n'y a pas de maladies ou de symptômes psychosomatiques puisque toutes les maladies et tous les symptômes sont psychosomatiques.

Par ailleurs l'être humain y est considéré dans sa relation avec son environnement familial, professionnel, social, culturel, son histoire familiale et personnelle, « *la part de contribution de l'appareil psychique aux maladies somatiques variant considérablement selon l'histoire personnelle individuelle, la composante génétique, l'histoire des différentes maladies et les*

[2] idem

différentes situations familiales et professionnelles auxquelles la personne est confrontée »[3].

Dans le modèle global dynamique ainsi proposé, le quantum d'excitations (stress, traumas) auquel nous sommes soumis « *est pris en charge* ***simultanément*** *par le système ou appareil psychique, le système nerveux central, le système nerveux autonome sympathique et parasympathique, le système immunitaire, et le système génétique ou génome* »[4]. Comme dit précédemment, ces cinq systèmes sont en interrelation les uns avec les autres traitant les données en provenance de l'environnement interne et externe. Il s'agit de systèmes complexes ouverts dissipatifs d'énergie et non de systèmes fermés.

La Psycho-Neuro-Immunologie étudiant l'impact des événements psychiques sur le système immunitaire a démontré les interrelations entre le système nerveux central, le système endocrinien et le système immunitaire et leur sensibilité au psychisme et à l'environnement, montrant comment tous ces systèmes communiquent en permanence entre eux de manière instantanée par des neurotransmetteurs, des hormones, des immunotransmetteurs, chaque cellule de chacun de ces systèmes ayant des récepteurs pour recevoir les informations des autres systèmes, en interaction permanente avec l'appareil psychique et l'environnement. Il est fort probable que nous n'ayons pas découvert tous les moyens de transmission entre ces différents systèmes car leur rapidité de communication est impressionnante.

En dehors du champ de la médecine officielle, nous pouvons envisager **un autre système en interaction avec tous ces systèmes, celui des fascias**, considéré par les ostéopathes comme garant de l'unité corporelle.

Ces membranes, tissu conjonctif de l'organisme, faisant le lien entre les divers éléments de notre corps, sont animées d'un mouvement d'étirement-relâchement s'opérant environ une dizaine de fois par minute appelé Mécanisme Respiratoire Primaire par les ostéopathes. Tous les stress, quelle qu'en soit

---

[3] *idem*
[4] *idem*

l'origine, vont entraîner des tensions de ces tissus qui resteront inscrites si rien ne permet leur relâchement dans les minutes, les heures, les semaines, les mois qui vont suivre en fonction de l'intensité, voire de la permanence de ces stress qui peuvent aller de la peur de l'araignée perchée au plafond en passant par la marche ratée jusqu'aux traumatismes psychiques ou somatiques les plus graves. D'où l'importance de toutes les approches corporelles et bien sûr de la parole accueillie avec bienveillance permettant aux fascias de retrouver leur souplesse, car la qualité de vie de nos muscles, de nos organes, de nos glandes endocrines, de nos articulations, de nos os, dépend en grande partie de la liberté de mouvement de ces tissus. Dès que ceux-ci perdent leur élasticité, les troubles fonctionnels s'installent avant de devenir un jour des troubles organiques, musculaires, articulaires, endocriniens, etc.

Le stress (dictionnaire Larousse : *ensemble de perturbations biologiques et psychiques provoquées par une agression quelconque sur un organisme*) fait partie de notre vie et ce, depuis notre conception ; c'est par lui que nos différents systèmes, système psychique compris, se mobilisent pour faire face aux événements plus ou moins agressifs, voire traumatiques de la vie, nous grandissons et nous nous construisons en nous y confrontant. **Le problème n'est pas le stress en soi, mais l'excès de stress lorsque le quantum d'excitations supporté par le corps, d'origine psychique, somatique ou environnementale est trop intense ou trop répété**, l'organisme risquant alors d'être dépassé et de ne plus arriver à maintenir son homéostasie, équilibre dynamique indispensable pour vivre normalement notre vie de tous les jours. Si notre corps ne retrouve pas cette homéostasie, un déséquilibre s'installe pendant un temps plus ou moins long jusqu'à ce qu'un nouvel équilibre autour de ce déséquilibre se mette en place. Mais il faut bien considérer qu'il y a eu désorganisation et nouvelle organisation à laquelle nous avons consciemment participé ou non, ce qui a son importance quant à la qualité de l'homéostasie retrouvée.

La capacité de compenser de notre corps, de jongler avec les déséquilibres pour retrouver son homéostasie est énorme, mais si les excitations persistent et se répètent, il arrive toujours un moment où elle est dépassée. Au fil des différentes désorganisations ayant émaillé notre existence et de nos réorganisations, l'aptitude de notre corps à encaisser de nouveaux stress ou de nouveaux traumatismes s'amenuise. À l'occasion d'un nouveau stress aigu, voire traumatique, ou de l'installation d'un état de stress permanent, la maladie va se déclarer.

En cas de traumatisme, le système psychique se trouve débordé, peut même ne plus fonctionner, c'est alors le système nerveux central qui prend la relève réagissant en quelques millisecondes. **L'appareil psychique beaucoup plus lent a besoin d'environ 24 à 48h en moyenne pour commencer un travail d'élaboration satisfaisant, car lorsqu'il est débordé, il se trouve temporairement court-circuité, les excitations devant alors être traitées à un autre niveau du vivant**, en sachant qu'un traumatisme peut réveiller un traumatisme passé accompagné ou non de représentations mentales mises en mémoire dans le système nerveux central (hippocampe, noyaux de la base, tronc cérébral et système limbique). Pendant ce temps de réaction de l'appareil psychique, les excitations sont donc transmises au système nerveux central, et à partir de là plus particulièrement à l'axe hypothalamo-hypophyso-surrénalien entraînant des comportements de lutte ou de fuite afin d'assurer la survie de l'organisme et donc notre propre survie. De nombreux systèmes somatiques sont mobilisés aux côtés du système psychique pour rétablir l'homéostasie, tous les systèmes de défense étant mobilisés. Des désorganisations progressives peuvent alors s'installer pointant l'affaiblissement ou la disparition des défenses psychiques parallèlement à la détérioration du système immunitaire.

Les conséquences quant aux dysfonctionnements somatiques et à la désorganisation progressive des fonctions somatiques seront plus ou moins graves suivant la qualité de structuration et d'intégration de notre appareil psychique.

La médecine va alors s'emparer de cette maladie pour la soigner, le plus souvent sans s'occuper de ce qui peut s'exprimer chez la personne souffrante à travers sa maladie. À noter que fréquemment le patient attend que le médecin trouve un traitement qui éradique la maladie et lui permette de continuer à vivre comme si de rien n'était, contribuant ainsi au fonctionnement de cette médecine sans âme.

La médecine actuelle se bat contre la maladie comme contre un ennemi, ce qui correspond à la manière de fonctionner d'une grande partie d'entre nous voyant leur maladie comme venant les empêcher de vivre et de faire ce qu'ils veulent ou ce qu'on leur demande de faire, n'ayant qu'une demande : éliminer cet ennemi intérieur.

En fait **la maladie est une manifestation de notre corps, moyen d'expression de celui-ci lorsque ses capacités à retrouver son équilibre sont dépassées**, donc une manière que nous avons de nous dire les choses quand nous n'arrivons pas à le faire autrement. Lorsque nous nous battons contre notre maladie, nous nous battons contre nous-mêmes.

Alors que faire ? Car la maladie en question peut mettre notre vie en danger. Si nous considérons un cas extrême : le cancer, situation dans laquelle l'apoptose, c'est-à-dire la mort programmée des cellules ne fonctionne plus, les cellules cancéreuses ne mourant plus, se développant de manière anarchique et risquant d'envahir tout l'organisme, une impossibilité de mourir de nos cellules met notre vie en danger. Il est permis de penser que tout au long de la vie d'une personne qui développe un cancer, une certaine quantité d'événements douloureux, voire traumatiques, n'ont pas été apaisés, sont restés en souffrance donc sous tension, les souvenirs ayant été refoulés, ou banalisés, voire transformés, et les émotions réprimées pour pouvoir continuer à vivre sans être perpétuellement perturbé par ceux-ci. Les oubliettes font partie du château, et lorsqu'elles sont pleines tout le château en subit les conséquences, surtout lorsque, l'âge avançant, nous n'avons plus assez d'énergie pour à la fois contenir de manière inconsciente tout ce qui est refoulé ou mis sous séquestre et vivre notre quotidien.

Bien sûr il est important de mettre en route tout ce qui permet d'agir sur le plan somatique, savoir-faire tous les examens nécessaires et envisager les traitements à condition qu'ils ne soient pas plus agressifs que la maladie et mettent eux-mêmes la vie de la personne en danger, ce qui entraîne parfois des prises de décisions délicates. Mais comme nous l'avons déjà vu, la maladie a aussi ses dimensions psychique, environnementale, socioculturelle, il est donc très important d'y faire face sur ces différents plans.

Le psychosomaticien doit agir de concert avec les médecins. Il n'est pas nécessaire d'être médecin pour être psychosomaticien, mais il est nécessaire d'avoir de bonnes connaissances en psychologie, d'être psychothérapeute, psychopraticien ou psychanalyste, d'intégrer le corps dans l'approche psychothérapeutique, de considérer l'environnement familial, l'histoire personnelle et familiale ainsi que le contexte socioculturel.

De plus l'attitude du psychosomaticien doit être un peu différente de celle du psychothérapeute ou du psychanalyste dans une cure classique, **il doit être avant tout maternant surtout si la maladie est grave**, travailler en face à face dans une ambiance chaleureuse, faire en sorte que la personne, par une parole incarnée, prenne conscience que la maladie est une manifestation d'elle-même, mais avec bienveillance et sans culpabilisation, éviter en quelque sorte de nouvelles excitations qui risqueraient d'aggraver son état.

Il ne s'agit donc pas seulement de traiter une maladie, mais aussi d'accompagner une personne qui est malade, qui a donc perdu son équilibre, aussi bien sur le plan somatique que sur le plan psychique, ces deux plans n'en faisant qu'un : le corps que nous avons et que nous sommes, ce corps qui est à vivre, comme le dit si bien le Dr Jacques Donnars. Savoir écouter la parole et le corps est primordial, car tout ce qui se passe dans le corps est langage, symptômes et maladies compris, en prenant en considération tout ce qui est perturbé concernant la relation au milieu familial, professionnel, socioculturel. **L'être humain malade a besoin de bienveillance et de développer l'attention et la bienveillance envers lui-même pour trouver la route de la guérison**, tout en sachant que celle-ci n'est pas un retour à l'état antérieur à la maladie, mais un nouvel équilibre riche de tout le chemin parcouru.

CE QUE LES APPORTS DES NEUROSCIENCES, DE LA THÉORIE DE L'ATTACHEMENT ET L'ÉTUDE DU STRESS POST-TRAUMATIQUE ONT CHANGÉ DANS MA PRATIQUE DE SOPHROTHÉRAPEUTE

Véronique ROUSSEAU-BARASZ

C'est à partir de ma longue pratique de sophrothérapeute que je vous parle aujourd'hui.

Un thérapeute se doit de ne pas se prendre pour un gourou, ne pas avoir la prétention de savoir à la place de l'autre et de disposer d'outils suffisants pour aider l'autre à vivre mieux, tout simplement.

Bien sûr au cours de ces 40 années de pratique thérapeutique, j'ai acquis d'autres compétences que la sophrologie : la psychanalyse, la psychothérapie, l'acupuncture traditionnelle chinoise et ces 10 dernières années : la thérapie familiale et de couple systémique avec la théorie de l'attachement qui va avec et que je vais approfondir avec une formation en thérapie interpersonnelle. Enfin la *Somatic Experiencing* qui traite du stress post-traumatique et de la régulation du système nerveux autonome.

Toutes ces formations, je les ai faites en fonction des difficultés que je rencontrais dans ma pratique. Cela me permet aujourd'hui de vous présenter les différents choix qui s'offrent à nous, thérapeutes, pour impulser un début de dynamique chez le patient, dont il se servira ou pas.

Car là est l'enjeu : trouver une porte d'entrée pour le patient, pour une pratique corporelle qu'il va utiliser pour soulager son symptôme. Ça c'est compliqué, complexe, car un symptôme est la meilleure régulation que le patient ait trouvée. Au pire, y toucher c'est prendre le risque d'aggraver la situation, au neutre, c'est tourner en rond avec le patient parce qu'il n'est pas prêt à mettre en place un nouveau fonctionnement, au mieux, c'est lui donner envie d'essayer une autre façon d'être dans le monde et avec lui-même.

Il n'y a aucune solution miracle et, l'enthousiasme passé, la foi qu'a le patient envers son thérapeute s'amoindrit, le seul relationnel ne suffit pas. Il s'agit de trouver ce qui marche, pour un être humain, en se basant sur l'universel.

Lorsque j'ai donné le titre de ma conférence, nous n'avions pas encore dans notre groupe de recherche en Métasophrologie conceptualisé à partir de l'expérience : les Universels Corporels Inconscients. Aujourd'hui, je donnerai comme titre de conférence : *Les Universels Corporels Inconscients, une base essentielle à notre pratique de sophrothérapeute.*

Avant de vous présenter un cas clinique, je vais vous dire quelques mots sur un documentaire que je viens de voir et que je vous recommande : « *Dernières nouvelles du cosmos* ». Il s'agit d'une jeune femme de 30 ans, autiste et poétesse. Son talent est tel qu'elle est publiée et que ses textes ont même été mis en scène au festival d'Avignon.

Le plus merveilleux est la qualité exceptionnelle de sa poésie et la présentation de son univers au travers de ses mots incroyables d'abstraction, de cosmique et d'ouverture spirituelle.

Le plus étonnant est que cette jeune femme ne parle pas. Elle n'a pas accès à la parole, mais sait écrire en se servant de lettres comme au scrabble qu'elle assemble pour mettre en forme ce qu'elle vit. Et là, nous arrivons au centre de ma présentation : sa mère a dû trouver la porte d'accès pour que sa fille puisse apprendre à lire. Aujourd'hui, elles sont toutes les deux face à cet enjeu majeur : trouver l'autre porte lui donnant accès à la parole.

L'enseignement que contient ce documentaire est, pour nous thérapeutes, majeur : la suspension du jugement est obligatoire, sinon on regarde cette jeune femme comme une débile qui rit pour ne pas crier, qui, il y a peu de temps, ne ressentait ni ses mains, ni ses pieds. Il a donc fallu la gratifier d'intelligence, mais une autre forme d'intelligence que la nôtre. Il a fallu aussi mettre de côté les savoirs pour s'ouvrir à son monde et lui reconnaître toute sa beauté et sa pertinence. C'est ceci qui est en jeu dans la relation que nous établissons avec nos patients : ils sont uniques, ont leur propre identité, il leur manque simplement souvent le sentiment d'exister dans leur singularité.

Voici le cas de Monsieur Martin.

C'est un homme de 45 ans qui arrive dans mon cabinet, marié, père de 3 enfants. Il a fait des études supérieures et occupe un poste de coordinateur dans le domaine de la pédagogie.

Il a une personnalité sensible, vive. Il est très intelligent, très instruit et aborde très vite et, apparemment, sans barrière, ses difficultés.

Il a eu, il y a environ 2 ans, la lourde responsabilité de participer au licenciement d'un collègue. Ce dernier a réagi violemment, ce qui a terrorisé M. Martin. Il y pense sans arrêt. Quand l'obsession apparaît, il se fige de terreur et se vit comme une femme battue.

M. Martin a une peur fondamentale de sa propre violence qu'il a approchée lors d'un épisode de décompensation.

Il a eu des parents que je qualifierai de chaotiques. Il ne se souvient pas de ses rêves, précise-t-il.

Mais à la deuxième séance, il amène un rêve qui met en scène son traumatisme face à ce collègue. Dans son rêve « *son directeur lui fait cette proposition incroyable (quand on connaît la théorie de l'attachement) : de faire appel à la sécurité ! M. Martin refuse. Il n'ose pas faire intervenir un tiers. Son collègue devient de plus en plus menaçant en faisant de grands moulinets avec ses bras. M. Martin sent qu'il va s'effondrer, sans force* ».

Fin du rêve.

M. Martin associe ces grands moulinets aux gestes que faisait sa mère quand elle battait son père. Sa mère était violente et visiblement exprimait la violence pour deux : la sienne et celle de son mari.

Monsieur Martin va parler des êtres qui lui font du bien : les femmes chaleureuses, souriantes. Il dit qu'il calmait sa mère en lui souriant. Mais il n'a pas, lui, la capacité à se calmer. Quand il a peur, il perd le corps et le langage, dit-il, alors que c'est un grand sportif. Il fait de la boxe thaï à haut niveau.

Je lui parle de sophrologie et la lui présente comme une pratique corporelle qui va lui permettre de contacter un début de sécurité dans le corps. On va alors, à chaque début de séance, prendre le temps de l'installation du corps sur le canapé, de ressentir les appuis et d'observer la respiration.

Progressivement, il revient sur son attachement à ses parents et comment il anticipait la violence de sa mère pour défendre son père et lui-même. Je lui parle des différentes formes d'attachement en disant simplement qu'il a un attachement craintif. Cela le rassure car il aime comprendre, maîtriser les autres par son intelligence.

Dans les séances suivantes, nous approfondissons la sophronisation de base. Je lui demande de trouver un lieu de sécurité pour ensuite aller vers une Sophro-Acceptation Progressive. Ce sera sa chambre, allongé sur son lit. Est mise en perspective l'arrivée d'un collègue mécontent dans son bureau. Quand il visualise l'arrivée de son collègue dans son bureau, il panique, puis se fige. La proposition de retourner dans son lieu sécure ne fonctionne pas. Il craint d'être envahi par l'agressivité de son collègue et c'est déjà ce qu'il ressent. Ses frontières, ses enveloppes corporelles sont poreuses.

J'arrête là le travail de SAP. Il est nécessaire de s'attarder à construire une image ressource efficace pour lui.

La fois suivante je lui demande d'installer des objets précieux autour de lui. Il se ressent allongé sur son lit, il dispose tout autour de son corps des objets familiers. À l'intérieur du cercle qu'il a lui-même délimité, il se sent bien et peut se voir au travail face à un collègue, paisible.

Dans son quotidien, il va se servir de cet outil qu'est le cercle pour s'imaginer dans diverses scènes où ses collègues sont présents. Il dit être moins obsédé par son collègue licencié.

Progressivement nous nous approchons d'un travail en *Somatic Experiencing* qui va lui permettre de trouver des réponses de combat face à des scènes de violence en sollicitant le système nerveux autonome. Pour cela il est précieux qu'il trouve un ou des alliés, réels ou fictifs auxquels il pourra faire appel pendant la visualisation et dans la confrontation à une personne violente. C'est l'image d'un maître d'école qui surgit, sévère, dit-il, exigeant aussi, mais qui lui a donné le cadre qu'il n'avait jamais eu. « *Il a changé ma vie*, affirme-t-il. *Je suis enfin devenu bon en quelque chose !* »

Pendant que nous créons à deux le protocole, je vois qu'il est très attentif à moi. Il confirme en disant qu'il pensait à sa mère qui le jugeait en me regardant.

« *A contrario mon maître ne me jugeait pas* ». Puis il poursuit en disant : « *j'ai l'impression que vous me jugez parce que je fuis votre regard.* »

La fois d'après, il dit s'être senti horriblement jugé par moi. Il souhaite arrêter le travail car c'est trop cher, les séances ne sont pas assez longues, donc c'est frustrant. Il constate aussi qu'il n'avait pas envisagé que le travail thérapeutique puisse durer plus que quelques séances. Il me dit aussi que je deviens une figure centrale, positive, rassurante comme son maître d'école.

Il finira sur un constat d'imagos parentales humanisées : « *J'ai une image positive de mes parents qui ont accueilli il y a un an mes questions. J'ai pu les interroger sur leur violence. Ils n'ont pas de réponses, mais c'est posé. Ça existe...* »

Ce sera donc notre dernier rendez-vous. Je me demande encore aujourd'hui s'il était dans une telle confusion qu'il a voulu me calmer comme il calmait sa mère en me disant que je devenais pour lui un repère ?

Ou encore, ce qui serait un début de distanciation, ferme-t-il la porte à l'imago maternelle jugeante ?

Ou bien dans son attachement craintif (mélange d'attachement évitant et ambivalent), une rencontre de trois mois c'était déjà énorme pour lui ? Trois mois de psychothérapie, seulement… Un évitement ? Assurément !

Et en même temps il m'inscrit dans son imaginaire comme une ressource structurante comme il l'avait fait avec son maître d'école qu'il n'avait vu que trois mois avant de changer d'école ? Hé oui, là aussi trois mois !

Et peut-être aussi a-t-il eu un sentiment de trahison envers ses parents, ressenti un conflit de loyauté en se confiant à moi ?

Ce qui est certain c'est qu'il y avait un risque de décompensation qu'il a géré en arrêtant. Il dispose néanmoins d'outils lui permettant un espace privé dont je suis certaine qu'il se servira.

Quels sont donc les Universels Inconscients dont il peut désormais se servir ?

La respiration, l'enveloppe symbolisée par le cercle et la créativité : il est très à l'aise, très associatif dans le travail avec les images.

J'ai choisi ce cas pour montrer la complexité qu'apporte chaque humain qui vient consulter. La porte d'entrée pour Monsieur Martin sont les techniques de visualisation associées à un bon ressenti corporel dû à son bon niveau en sport. Pour le reste le temps est nécessaire.

Je voudrais maintenant faire une lecture de ce cas clinique à partir des Universels Corporels Inconscients.

C'est un concept que vous expérimentez dans votre pratique sophrologique que nous venons de dégager de notre réflexion en groupe de Métasophrologie.

Ces UCI sont le socle du « *ça marche* ». Ils sont au carrefour des pulsions. Nous faisons appel à eux dans chaque pratique. Ils sont au nombre de huit :

- La pulsion d'attachement que nous sollicitons avec l'empathie corporelle
- Le vécu de l'enveloppe, la pulsion de défense avec les appuis, la respiration, la RD1
- La pulsion d'expansion avec la RD1
- La pulsion de communication avec l'empathie corporelle, les techniques d'images

- La pulsion créatrice avec la visualisation
- La pulsation avec la respiration
- La verticalité avec la RD1

Avec M. Martin, j'ai travaillé les enveloppes, la pulsion d'attachement, la pulsion créatrice.

L'universel corporel inconscient pour lui déterminant est la pulsion créatrice : il est à l'aise dans le monde des images. Elles sont vivantes et médiatrices pour ses émotions.

Ensuite viennent les enveloppes avec la respiration et le cercle, puis la pulsion d'attachement encore figée dans une défense pathologique qui lui interdit le mouvement.

Ce qui m'importe aujourd'hui, comme psychothérapeute avec le changement sociétal que nous connaissons : les gens ont moins d'argent et moins de temps à investir dans un travail personnel, c'est qu'une personne qui vient me voir puisse utiliser un des Universels Corporels Inconscients chaque jour si possible. Progressivement elle a accès à son ressenti, peut évaluer son ressenti physico-psychique d'elle-même et avoir recours à la pratique. La circularité Corps – Conscience – Inconscient vient alors réguler sa vie.

QUID DE L'INCONSCIENT EN SOPHROLOGIE ?

Patrick-André CHÉNÉ

Lorsque j'ai proposé ce sujet, dans le contexte de la SFS, je me suis dit : c'est l'occasion de faire le point sur un sujet dont l'abord m'a toujours interpellé en sophrologie, un sujet qui fait débat entre sophrologues de différents horizons, et pour lequel nous pourrions peut-être trouver un **consensus**.

D'une part dans l'ensemble des cours que j'ai recueillis du Pr. Caycedo, je ne l'ai qu'exceptionnellement entendu prononcer le mot « *inconscient* », d'autre part la phénoménologie existentielle, fondement de la sophrologie a sa proprc rhétorique sur l'inconscient, bien différente de celle de la psychanalyse.

C'est pourquoi il m'est apparu important d'essayer de voir comment aboutir sinon à une définition commune, du moins à une compréhension mutuelle entre sophrologue praticien, sophrologue phénoménologue, sophrologue existentiel et sophrologue sophrothérapeute.

Ainsi se pose la question :

Y a-t-il un inconscient sophrologique, quelle pourrait être sa modélisation, sa réalité imaginaire ?

Il ne s'agit pas de mettre en doute la pertinence même de cette notion d'inconscient, mise au grand jour par la première topique de Freud (Conscient, Inconscient, Subconscient), mais de réfléchir sur la manière dont cet inconscient peut se révéler à nous, se façonner plus de 100 ans après, avec toutes les évolutions, toutes les manières dont il a été abordé et dont il est utilisé, dans sa modélisation par différents praticiens. Je ne suis pas absolument certain que nous y mettions tous la même chose.

Relisons le libellé du programme du 50e anniversaire de la SFS :

« *Le sentiment global de soi est composé de trois éléments : les représentations mentales, les émotions et les sensations corporelles, le tout fonctionnant en interaction.*

Ces interactions sont pour partie ***conscientes, subconscientes ou inconscientes.*** »

« ***Consciente, subconsciente ou inconsciente*** » ?

- Peut-on, doit-on en tant que sophrologue, dans notre discipline qui tire son originalité de la phénoménologie existentielle, en rester à cette première topique de Freud ?
- *Et que penser de la deuxième topique ?* ça, moi et surmoi
- Est-ce un langage sophrologique, voire même ces mots sont-ils compatibles avec la sophrologie ?
- Les topiques sont-elles toujours d'actualité ?

Merleau-Ponty écrivait : « *C'est au contraire par ce qu'elle sous-entend ou dévoile, à sa limite, que la phénoménologie est en consonance avec la psychanalyse. Et ce n'est pas exactement dans l'homme qu'elles se recoupent : elles s'accordent justement pour le décrire comme un chantier, pour découvrir, par-delà la vérité d'immanence, celle de l'Ego et de ses actes...* »

Freud a posé l'inconscient. Aujourd'hui en tant que sophrologue comment l'appréhender ?

L'inconscient, il ne s'agit pas de le contester, mais d'essayer de voir quelle est sa consistance, sa réalité, même imaginaire.

On ne peut être que perplexe quand on parcourt la littérature sur ce phénomène, l'inconscient. J'ai dit « *phénomène* » car l'inconscient est aussi impalpable et évanescent que le phénomène, et pourtant il est là, tel un Janus de la conscience aux multiples visages dont chaque être est l'inspirateur.

De quel inconscient parle-t-on en 2016 ?

Une rapide revue des courants et évolutions pourra nous faire avancer, avant de nous attacher à considérer la manière dont un sophrologue pourrait appréhender l'inconscient, justement sans a priori avec son nouveau regard.

La psychanalyse a eu cette intuition de quelque chose derrière la conscience. Elle a eu le mérite d'installer un nouveau regard sur la personne et d'en comprendre la complexité. 100 ans d'évolution de la pensée depuis son émergence…

Dans le sillon de Freud, une multiplicité d'approches de l'inconscient s'est constituée, du bon sens à la psychothérapie et aux propositions des neurosciences :

- Les messages inconscients de nos cerveaux reptilien et limbique au néocortex
- L'inconscient de la punition récompense de l'addiction
- Le su et l'insu
- Le paradoxe et la métaphore
- Le corps ne parlant pas le même langage que les paroles
- Tout ce qu'il y a derrière, tout ce dont on n'a pas conscience en nous…
- L'inconscient métaphysique
- L'inconscient phénoménologique → Binswanger répondant à l'inconscient de Freud dans une de ses lettres : « **tout ce qui en soi est le *pas être soi-même*** »
- Plus récemment les découvertes sur les différents types de mémoire amènent à se poser des questions sur ce qui est engrammé par notre cerveau. Comment se fixe ce qui est disponible à la conscience ou enfoui dans l'inconscient. Comment s'installe la mémoire épisodique dans les amygdales cérébelleuses et l'hippocampe, les réflexes conditionnés inconscients,
- Le « *nouvel inconscient* » des neurosciences, encore balbutiant
- J'ai même découvert récemment qu'il y aurait un inconscient quantique.

…Un inventaire à la Prévert

Dans l'un des livres récents sur l'inconscient (*Le nouvel inconscient*) de Lionel Naccache (2006), celui-ci décrit un ménage à 3 :

- L'inconscient cognitif
- L'imagerie cérébrale fonctionnelle
- L'inconscient de la neuropsychologie clinique

Il précise : « *La psychologie cognitive, fondée sur la théorie de l'information, s'oppose à la psychanalyse par sa méthodologie comme par son champ initial d'application : c'est une psychologie expérimentale développée à partir de l'étude de l'homme normal et de l'intelligence artificielle* ».

L'inconscient des neurosciences qui se cherche

- Les neurosciences, aujourd'hui dans les expérimentations, constatent des circuits neuronaux sous-jacents qui fonctionnent à notre insu, une sorte de programmation souterraine qui doublerait les voies conscientes, en restant topographiquement très proches de celles-ci.
- La plasticité cérébrale… tous ces neurones qui communiquent, il faut bien le dire, le font à notre insu.
- 100 milliards (10^{11}) de **neurones** dans cerveau humain
- Les neurones se connectent entre eux pour échanger des signaux
- **Le corps du neurone** reçoit des autres neurones, des **dendrites porteuses d'impulsions nerveuses :** 7000 en moyenne par neurone.
- Il est prolongé d'un **axone** gainé de myéline qui se divise à son extrémité en dendrites et envoie son message modulé au travers des **synapses**. Un neurone dispose de 10.000 synapses en moyenne.

Personne n'est encore parvenu à modéliser ce système d'interconnexions, trop complexe pour nos ordinateurs ou nos cerveaux ! Ça viendra…

En tout cas il y a de la place pour l'inconscient, mais comment se constituent les choses dans la conscience, comment se fait-il que certaines données disparaissent, d'autres s'éclipsent à notre insu bien que restant gravées, et que d'autres soient immédiatement disponibles ?

En d'autres termes, comment se constitue l'inconscient neuronal et cellulaire ?

Comment la vivance d'un phénomène, son intégration suffisent-elles à le graver *ad vitam* ?

N'y aurait-il qu'une question d'intensité dans la gravure inconsciente qui se fait et cela pourrait renvoyer aux émotions et à leurs différentes modulations ?

Y a-t-il des lois insoupçonnées encore aujourd'hui du répertoire mnésique de nos émotions ?

Entre le corps et la psyché, comment se constitue l'inconscient dans le temps ?

Certes maintenant, dans l'immédiateté de l'émotion, du phénomène qui grave en nous quelque chose.

Lorsque l'on se questionne ainsi sur ce qui va tracer l'inconscient et la conscience dans notre vie, les questions s'empilent, les réponses fuient.

ALORS QUID DE L'INCONSCIENT EN SOPHROLOGIE ?

Par sa mise en relief de l'inconscient, la psychanalyse a eu du génie, passant par la parole pour décrypter les blocages entraînant des comportements difficiles, douloureux, négatifs.

Parfois, la « *prise de conscience* » réalisée sur le divan du psychanalyste a créé le miracle et le redémarrage du patient, libéré.

Mais aussi, je pense à cette patiente nouvelle venue en consultation pour la 1re fois pour des problèmes de nourriture, qui d'elle-même après un pseudo-explicatif lié à sa mère et à son enfance, cherchant à expliquer son comportement, malgré des années de psychothérapie, termine son discours par « *je sais pourquoi, mais malgré tout cela, je n'arrive pas à changer ma façon de manger* ».

C'est justement là où la sophrologie peut entrer en scène.

On peut penser parfaitement saisir ce qu'il y a d'inconscient dans les mécanismes de la nourriture, et pourtant constater cette inefficacité du mental pur pour corriger le trouble ; → **comprendre oui, mais après…**

Le corps

La Sophrologie peut **agir** sur ces **structures cachées**, ces automatismes ancrés dans l'être, dans ce qui fait sa structure, pour faire émerger **ce que le corps** a engrammé, stocké, tout simplement pour survivre.

Et c'est bien dans **l'apparition du phénomène** à la conscience par la méthode sophrologique que l'on va pouvoir travailler sur l'inconscient d'une personne, en son être le plus profond.

Et, surtout grâce au **corps vivant**, au corps qui se vit, la **corporalité**, illumination totale de la sophrologie phénoménologique. Grâce au corps, livre ouvert sur notre historicité.

À partir de là, on est obligé de tenir compte de **l'inconscient** en tant que structure profonde de l'être. Mais **pas** nécessairement une structure négative. Peut-être aussi un trésor qui se cache…

Je prends l'exemple d'une maison.

Bien sûr il y a ses **fondations**, ce qui la rend solide, ce qui va faire qu'elle ne va pas s'écrouler au moindre coup de vent. Et puis il y a ce qui la recouvre, le toit, les volets, la peinture, ce qui vit, ce qui est apparent.

Mais quelquefois il apparaît des **fissures**, quelquefois très grosses, et l'on a peur de la voir s'écrouler. On soupçonne, non, on sait **inconsciemment**, qu'elle n'est plus très solide. Il faut la réparer, aller dessous, mais comment ?

Pour cela plusieurs méthodes. Enlever le dessus, la peinture, creuser les fissures et les combler, ou bien passer par la cave, couler du béton sur les piliers.

Bref il y a bien plusieurs chemins, comme pour l'homme.

Quand quelque chose est fissuré.

Quand on a peur de se casser, il faut trouver le chemin vers le dessous.

Quelquefois la psychanalyse va faire des miracles… Ou pas.

Quelquefois non, alors vient notre sophrologie **géniale** : on va se servir de ce qui est apparu, devenu apparent pour aller vers ce qui est au-dessous. Et cela marche !

C'est puissant, que l'on appelle cela l'inconscient, le subconscient, le...

Ce ne sont que des mots, qu'il faut simplifier pour être efficace.

Caycedo n'a certes qu'exceptionnellement parlé d'inconscient.

Ce n'était pas son mode d'approche.

Cela ne veut pas dire qu'il n'y a pas d'inconscient en sophrologie, simplement on va le traiter autrement, d'une part par **l'émergence du phénomène**, d'autre part par le principe d'action positive, déterrer le positif.

Plus les vivances sont fortes et s'amplifient dans la conscience, **plus** l'inconscient débarque en grande pompe nous faisant découvrir le « *qui nous sommes* », cet être-là, qui vit qui existe.

Vivance vivance, vivance

Tu nous découvres le « *qui nous sommes* », si unique, si extraordinaire.

C'est bien le fait de travailler sur ce qu'il y a dessous, prêt à émerger moyennant quelques laissez-passer, qui est passionnant en sophrologie, qui va entraîner la capacité d'auto-guérison, capacité de ré-harmonisation de l'individu par-delà lui-même, malgré les coups bas à sa personne, qui ont pu s'inscrire.

Avec ces outils spécifiques que sont la réduction phénoménologique, et le corps qui respire, qui éprouve, qui ressent, qui vit, qui existe qui parle et nous révèle :

La sophrologie est une ontologie, parce qu'une voie directe à l'être.

Si l'on ne travaillait que sur ce qui est visible, ce serait vite lassant, et sans effet réel, amère expérience de ceux qui n'utilisent la sophrologie que comme des techniques magiques.

Le sophrologue, dans sa réalité objective, doit prendre conscience qu'il travaille aussi sur l'inconscient des êtres.

Chaque phénodescription peut être un apparaître de cet être, une voix de l'être.

Sophrologues, nous sommes les guides vers le non-dit, le non-apparent.

Phainomenon, ce-qui-se-montre-en-lui-même, se manifeste, ce qui est porté par la lumière au fond de chacun, ce qui apparaît :

Nous sommes les artisans de l'apparaître.

À la manière du **sculpteur** qui fait apparaître la personne certes, mais guidé par la sculpture elle-même, ce qui en émane, cette matière qui se forme en laissant tomber les cicatrices, les scories sur le sol.

Ne gardant que le beau, oui, la sophrologie est un art.

Faire apparaître ce qui est caché, ce qui n'est pas dit.

Avoir le moyen de faire devenir conscient de ce qui ne l'est pas, et ainsi s'en libérer comme le spectacle d'une autre histoire.

Tout cela fait exister l'inconscient.

L'inconscient auquel nous pouvons maintenant tenter de donner une définition sophrologique.

Ainsi la Sophrologie est peut-être l'outil le plus puissant pour accéder à l'inconscient et pourquoi ?

Parce qu'elle passe par le corps et l'esprit, vivance de la dimension corporelle et de la dimension psychique.

Pourquoi n'a-t-on pas besoin de **nommer l'inconscient** pour exister en sophrologie ?

Parce qu'au travers des phénomènes, il est omniprésent.

C'est bien au sein de la **présence,** activée dans les vivances que les phénomènes se révèlent et finalement s'inscrivent dans **l'ouverture de la conscience au monde.**

Quand le phénomène apparaît, expression possible de l'inconscient, en sophrologie la non-interprétation permet un meilleur passage à la conscience, l'effort de suspension du jugement permet l'accueil du phénomène et/ou donc de l'inconscient dans sa singularité.

La mise entre parenthèses *ouvre le champ des* ***possibles.***

En fait la réduction phénoménologique forme comme ***un laissez-passer au phénomène*** qui autorise la révélation venant du fond, tant des entrailles et de la mémoire de notre corps que de l'entrelacement des neurones et de leurs dendrites.

Révélation, certes, des possibles et des impossibles de l'inconscient, mais peut-être allant plus loin, révélation de l'être, de ce dasein, cet « ***être-le-là*** » d'Heidegger, qui vit et existe.

Cet être « **le** » car c'est bien de soi qu'il s'agit, si nous ne recouvrons pas le phénomène d'une interprétation issue de tous nos a priori passés.

Cet être « **là** » qui est présent ici et maintenant qui accueille dans la présence de sa conscience tout ce qui ne demande qu'à émerger, pourvu que la barrière soit levée...

Je cite ici un extrait tiré de la revue de Caycedo et titré : « *ma rencontre en Inde avec le dalaï-lama, le yoga tibétain et la supra-conscience* », dans lequel après avoir cité les yogis et Husserl, il déclare :

« *J'avais découvert le monde de l'infra-conscience dont fait partie l'inconscient décrit par Freud et ses disciples et dont font partie aussi une grande quantité de structures que nous ne connaissons pas encore et qui ont été vécues par différentes méthodes à travers l'histoire de l'homme. J'avais découvert l'existence de la conscience pure ou la méso-conscience, dont les structures sont découvertes par la méthode phénoménologique d'Husserl à laquelle on a incorporé l'existence de l'être* ».

Ce que je voudrais souligner dans ce propos, c'est **qu'il y apparaît la richesse et la multiplicité de l'inconscient.** Il ne faut pas cantonner l'inconscient dans la seule représentation d'un inconscient refoulé, négatif, insupportable et nous menant par le bout du nez. La sophrologie nous apprend non seulement à déterrer quelques blocages, mais à ouvrir notre conscience à tout **l'inconscient positif de l'être**.

Elle est l'école du positif de l'être, du bonheur existentiel, du bonheur de vivre.

Ainsi **la méthode sophrologique** fait finalement ressortir un inconscient **immense**, **colossal**, beaucoup plus riche que soupçonné, par cette tonne de **phénomènes** qui émergent en nous grâce à la vivance et à sa répétition.

Les phénomènes sont constitutifs d'un nouvel espace de conscience, qui font ressortir non seulement les **souvenirs** positifs, d'estime de soi et de confiance, mais soulignons-le, les racines identitaires, les constellations familiales, les **capacités**, les **compétences** et les **valeurs**, tout un arsenal existentiel à notre service, qui apparaît, dont nous n'avions pas conscience, dans cette bataille vers la liberté de l'existence de l'être.

Finalement si la psychanalyse freudienne s'occupe de l'inconscient négatif, la sophrologie s'occupe de l'inconscient positif et je finirais bien par un paradoxe, qui ne l'est peut-être pas tant que cela : la sophrologie est la psychanalyse du positif.

POUR UNE DYNAMIQUE DE LA CONSCIENCE, DE LA RÉFLEXIVITÉ À LA RÉFLEXION

Yannick FRIEH

Engagés depuis quelques années dans une nouvelle ère de mutations, nous sommes nous les êtres humains amenés à vivre en profondeur des transformations tant au niveau de nos modes de vie et de communication, qu'au niveau des valeurs sociétales, politiques, économiques et spirituelles.

De cette modernité entre autres technologique, qu'en est-il de la Liberté, de la Responsabilité et de la Dignité de l'être humain ?

« *Science de la conscience et des valeurs de l'existence transcendantale de l'être* », telle que la définit A. Caycedo, la Sophrologie Existentielle dans sa démarche scientifique, sa dimension phénoménologique et sa pratique vivantielle, permet d'éveiller une nouvelle forme de conscience, d'adopter une nouvelle attitude pour penser, de créer un nouveau style de pensée et ainsi tendre « *à ce que les choses puissent être autrement* ».

Avons-nous conscience d'être arrivés au bout d'un monde, le nôtre ? Quel monde après la fin du monde ?

Préambule…

Avant de partager avec vous tous chers collègues sophrologues le propos de mon intervention, je tiens à profiter de cette tribune pour rendre hommage avec beaucoup de respect et d'affection à son encontre, à une figure connue et reconnue du monde de la sophrologie, puisqu'elle a été une membre active au sein de la S.F.S., ainsi qu'une collaboratrice du Professeur A. Caycedo dans la mise en place de la formation de la sophrologie en France avec bien d'autres éminentes personnes.

Elle a par la suite dès la fin des années 1980 créé sa propre école de Sophrologie et Sophrothérapie Existentielle à Bordeaux... reconnue en 2008 sur le plan national par la Fédération Française de Psychothérapie et de Psychanalyse (FF2P) comme méthode psychothérapeutique et au niveau européen par l'Association Européenne de Psychothérapie (EAP) dont je suis aujourd'hui le représentant français pour la FF2P.

Il y a maintenant plus de 20 ans, elle a été pour moi, à la fois dans mon parcours personnel et professionnel, une rencontre marquante et déterminante : en effet, j'ai pu expérimenter dans un premier temps la démarche sophrologique existentielle à titre personnel dans le cadre de ma thérapie, et progressivement, elle m'a transmis avec rigueur, pertinence et parfois exigence, la méthode sophrologique phénoménologique vivantielle pour être aujourd'hui moi-même un « *passeur* » comme elle aimait à l'évoquer dans son enseignement, à l'ISEBA Bordeaux et l'ESSA Colmar.

Passeur en tant que directeur d'école, formateur et aussi en tant que sophrothérapeute existentiel auprès d'une clientèle de plus en plus tournée et intéressée par des approches thérapeutiques humanistes et existentielles telles que la sophrologie.

Pour tout cela, je t'adresse un grand merci, un très grand merci à toi Danièle Raynal pour toute cette richesse partagée, ta qualité d'écoute et de réflexion... et je n'oublie pas Jacques Raynal, ton époux, personnage atypique et incontournable dans nos précédents congrès pour la touche poétique, humoristique et talentueuse de ses interventions.

Lors de la présentation du thème choisi pour cette 50e édition de la S.F.S., j'ai de manière spontanée, intuitive et donc non réfléchie proposé mon sujet : « *pour une dynamique de la conscience : de la réflexivité à la réflexion !* » À ce moment-là, je n'avais pas mesuré l'étendue de mon propos et loin de moi l'idée d'en saisir clairement les tenants et les aboutissants dans son évocation future en cet instant.

Néanmoins, l'échéance approchant à grands pas, bon nombre d'évènements environnants plus ou moins récents ont éveillé en moi une direction de pensées et de réflexions à propos du monde dans lequel nous vivons, nous les êtres humains, nous qui en sommes à la fois les acteurs, les metteurs en scène, mais également les scénaristes-créateurs pour Demain.

Comme le souligne Michel Serres du haut de ses 85 ans, nous vivons actuellement une phase nouvelle de l'histoire de l'Humanité, la 3e Révolution anthropologique majeure après l'écriture et l'imprimerie.

De profondes mutations s'opèrent dans nos sociétés occidentales, mais aussi dans les pays dits émergents, où les nouvelles technologies bouleversent nos modes de vie et de communication, nos façons de penser et de réfléchir le monde... ce monde que les nouvelles générations vont devoir matérialiser et réinventer, ce monde qui est encore aujourd'hui régi par des règles d'un autre temps.

C'est le poète Paul Valéry qui écrivit en 1945, dans *Regards sur le monde actuel*, « *le temps du monde fini commence* ».

Les difficultés actuelles que nous sommes tous amenés à éprouver dans notre chair en y étant confrontés d'une manière ou d'une autre, de près ou de loin, qu'elles soient d'ordre social, politique, économique, mais aussi médical, ethnique, culturel, spirituel, éthique, moral et existentiel... ne marquent-elles pas cette finitude d'un monde à bout de souffle, en peine d'un nouvel élan et en manque d'une énergie nouvelle pour engager cette transformation déjà opérante à ce jour, pour permettre à chacun d'entre nous de s'épanouir librement tout en sachant préserver et entretenir authentiquement le lien social et relationnel pour un mieux vivre ensemble.

De cette observation réaliste et de ce constat lucide établi par un certain nombre de spécialistes en tous domaines et loin d'être pessimiste, il nous faut y voir la formidable occasion et l'opportunité créatrice d'agir autrement en nous appuyant sur une nouvelle façon de penser qui me semble être essentielle si l'humanité veut vivre autrement.

Certes notre monde change, il change vite, tellement vite et plus rapidement qu'hier. Mais qu'en est-il de l'individu humain et de sa mutation ?

L'*homo sapiens sapiens* que nous sommes se mue à vitesse accélérée en l'*homo sapiens numericus*, se prénomme digital native et se définit comme un individu ayant grandi dans un environnement numérique comme son nom l'indique, entouré par les nouvelles technologies.

Numéricus dans sa dimension ordinaire, naturelle et adaptive doit faire face à deux défis majeurs dans cette nouvelle configuration de l'existence à savoir son rapport à l'Espace et au Temps.

Nous le savons tous car nous le vivons, l'espace et le temps sont des données incontournables de notre expérience humaine, l'une et l'autre nous sont familières et inhérentes, d'où la facilité de leur reconnaissance par nous tous, à tout moment et à chacun selon sa propre perception.

Ces deux constats physiques conditionnent notre existence d'humain, quant à notre épanouissement ou non, et à notre réalisation ou pas de nous-mêmes. La Vie a besoin de l'espace et du temps… nous avons tous besoin de trouver, voire de retrouver un espace à soi, un espace propre où nous y sentir vivants et nous avons tous besoin de nous réapproprier nos rythmes de vie biologiques et de remobiliser notre capacité à habiter le temps.

Or ces deux éléments structurants sont complètement modifiés par cette modernité technologique et les choses se compliquent lorsqu'il s'agit de remédier aux conséquences physiques et psychiques qu'engendrent ces nouvelles expériences spatio-temporelles.

C'est Albert Jacquard qui évoqua dès le début des années 2000, « *la finitude de notre domaine* », en attirant notre attention sur notre planète Terre, ce territoire qui n'avait plus l'ombre d'un cm^2 inconnu pour l'homme explorateur que nous sommes.

En effet, nous avons marché sur l'ensemble du territoire, en avons parcouru les moindres recoins, avons procédé à l'inventaire de ses richesses et reconstitué l'histoire… L'investissement de notre territoire se meut en une concentration excessive et déséquilibrée de certaines zones de par les réalités climatiques et guerrières qu'engendrent ces sédentarisations massives. Si hier, il était possible d'envisager de trouver un ailleurs, la Lune – Mars… nous savons à ce jour et pour le moment, que nous sommes assignés à résidence sur la Terre.

Une vieille légende indienne connue de tous ne racontait-elle pas que l'homme avait traversé des océans, des terres, des mers, voire des cieux pour trouver cet ailleurs, mais il n'avait jamais, malheureusement pour lui, pensé à se tourner vers lui-même et y trouver son propre espace corps.

Cette quête d'un ailleurs où il ferait bon vivre et tendre à un mieux-être en soi semble correspondre à cette découverte de l'être dans sa corporalité, à savoir ce travail de découverte de la région phronique que propose la relaxation dynamique sophrologique.

Dans l'intimité de nos espaces thérapeutiques de rencontres, nous accueillons et entendons ces manifestations de souffrance et d'angoisse que la plupart d'entre eux expriment au travers de leurs peurs, peurs d'un avenir incertain et menaçant, de leurs sentiments d'incompréhension de ce qui se passe autour d'eux, de leurs sentiments d'abandon à la suite de deuils, de déceptions affectives, d'échecs, de leurs incapacités à s'adapter à de nouveaux espaces de vie et de travail de manière parfois assez brutale dans l'immédiateté… Tous les évènements et troubles sociaux actuels accentuent profondément leurs malaises au quotidien.

Cette défense de leur territoire, à les entendre raconter leurs vécus personnels, laisse entrevoir les mécanismes naturels de protection mis en œuvre pour survivre malgré tout, et maintenir en l'état coûte que coûte leur place, leur intégrité globale.

Ce malaise ambiant et plus ou moins permanent ne peut que laisser place à un sentiment d'insécurité, d'insatisfaction et de frustrations diverses qui illustrent des conflits en l'état entre leur idéal, leur désir et les réponses données et présentées par la réalité.

Cette région phronique qui ne demande qu'à se vivre et que permet la pratique de la relaxation dynamique de Caycedo se distingue dans la sensation de la présence dans la forme du corps, de l'espace phronique tout autour, cet espace vital qui lui-même se différencie du territoire, espace de la Terre où vit l'humanité, se différenciant lui-même de l'Univers, espace cosmique.

La sophrologie existentielle vivantielle nous propose dans sa pratique à porter momentanément moins d'importance au monde auquel nous appartenons pour en éprouver la présence en soi sans pour autant nier à l'extérieur le monde que nous connaissons.

La relaxation dynamique met en pratique et en action la bidirectionnalité de la conscience portée par la réduction phénoménologique proposée par Husserl.

Cette installation dans la présence à l'expérience comme le décrit parfaitement Michel Bitbol dans son livre *La conscience a-t-elle une origine ?* est une systématisation de la conscience réflexive qui suppose en amont l'accomplissement de l'*épochè*, la suspension du jugement ou de la croyance à propos des objets d'expérience.

L'*épochè* nous affranchit de notre attitude naturelle, habituelle et routinière à l'égard des choses, nous distancie momentanément de nos idées reçues sur la réalité et nous permet de relativiser certaines de nos représentations trop dominantes et écrasantes.

Ce pas de côté ou plus précisément ce changement de type d'attention que le sujet porte aux choses comme l'évoque Gérard Thouraille, est aussi de ce fait « *un changement dans le type d'attention que le sujet prête à son propre vécu* », comme le souligne Nathalie Depraz.

Ce mouvement de la conscience vers soi, comme une sorte de conversion intérieure selon Robert Misrahi, vers cet univers interne que représente le corps est rendu possible grâce au rythme conscient et sensible de notre souffle mobilisé intentionnellement.

Le phénomène d'intentionnalité de la conscience décrit par Brentano se produit là dans une direction nouvelle que nous n'avions jusque-là pas pleinement explorée, à savoir que la démarche phénoménologique place notre corps même au cœur de l'*épochè* et non plus un objet quelconque du monde.

Ainsi, seule la centration par le souffle conscient, tourné vers notre propre espace corps, notre intériorité nous fait découvrir notre corps vécu comme réalité objective dans l'ici et maintenant.

En effet, la relaxation sophrologique n'est pas une détente d'endormissement, passive et lascive. Se relaxer du monde, c'est aussi se libérer du temps mondain, du temps des horloges et des menaces de Chronos.

Notre rapport au temps change car tout s'accélère, les sollicitations en tous genres foisonnent et les urgences s'enchaînent les unes après les autres… Dans un monde ultraconnecté qui chamboule nos agendas, sature nos journées et virtualise nos relations, il nous faut réapprendre à vivre le temps… c'est une question de survie pour chacun d'entre nous.

Comme le lapin blanc d'Alice au pays des merveilles, nous courons après les minutes « *en retard, en retard, je suis toujours en retard* »… étrange constat tout de même, nous qui pensions avoir enfin le choix de tout, nous voilà à subir les affres du chronomètre comme dans « *un état de famine temporelle* » pour reprendre l'expression du sociologue Hartmut Rosa.

Cette course poursuite a bien entendu des conséquences aussi bien sociales, médicales qu'individuelles que nous manifestons différemment selon nos capacités propres à résister à la déferlante temporelle.

En effet, la dictature de la vitesse est devenue une norme sociale qui régit l'ensemble de nos actions, de nos attitudes et de nos comportements : c'est l'idée qu'il faut optimiser chaque minute de notre temps et cette idée s'est propagée dans tous les secteurs de la société en s'imposant aux individus, indépendamment de leur volonté.

À chaque époque son constat, mais Platon et Sénèque pointaient déjà les gens trop pressés bien que cela ne concernait qu'une petite partie de la population (avocats-marchands).

Dès la fin du 18e siècle avec l'industrialisation et la mise en place du capitalisme, la division du travail a permis d'augmenter la productivité et l'accélération des tâches. Fin des années 1990, l'essor et le développement des nouvelles technologies ont accentué le phénomène de rapidité et d'urgence.

L'accélération contemporaine s'appuie sur le facteur psychologique du goût de la vitesse et le facteur culturel que représente l'envie de saisir toutes les opportunités immédiatement.

Mais la quête incessante de productivité du capitalisme est la cause structurelle de cette contrainte de l'urgence que subit principalement le monde du travail. Il faut produire et consommer sans interruption, dans un temps qui n'a plus rien à voir avec le temps naturel fait d'interruptions et d'alternances.

La souffrance au travail et ses conséquences sur le bien-être de l'individu ne révèlent-elles pas cette obsession de l'urgence qui transforme le temps ?

En effet, elle déracine le passé car elle empêche l'individu de revenir sur ce qu'il a fait ; elle dérobe le présent car toujours poussé à anticiper le coup d'après et elle atrophie l'avenir en limitant toute projection dans le futur et toute réflexion sur les voies possibles de changement.

Cette tyrannie moderne de l'urgence entraîne des processus d'aliénation de l'individu qui ne fait que réagir à une menace ou à une injonction au risque de le priver d'une dimension essentielle de sa liberté, sa faculté d'initiative.

Le temps de la réflexion et de l'esprit critique sont en danger !

L'urgence nuit également à l'exercice de la démocratie car le citoyen soumis à la norme de l'immédiateté n'a plus la disponibilité psychique pour réfléchir à la chose publique, qu'il laisse aux politiques, eux-mêmes piégés par le court-terminisme.

Dans la Grèce antique, la *skholé* – le temps du loisir – était la condition nécessaire à la démocratie : les citoyens prenaient le temps de penser, pour pouvoir ensuite délibérer ensemble.

Nous avons perdu l'habitude de vivre ce temps du vide, de l'ennui et des moments de non-action que nous exprimons sous le couvert de « *je n'ai pas le temps !* ».

Il faut rendre à nouveau possible un libre usage du temps, au travail et en dehors.

Cet en-dehors peut être accessible par la relaxation dynamique et le retournement de la conscience qui met en lumière la dimension transgressive et constructive de la *métanoïa* dans le sens où elle renvoie simultanément à la participation – au changement – au dépassement.

La relaxation est une réponse à ces carences que nous impose ce rapport urgentissime au temps, une manière de fuir probablement une inquiétude existentielle, la peur de la mort qui sous-tend au préalable une perte de saveur à l'existence.

Intolérants à l'attente, trop réactifs à l'urgence, nous sommes contraints, sous réserve de complications diverses, à faire quelque chose qui nous coûte considérablement : renoncer, accepter de ne pas tout faire, savoir hiérarchiser ses actions… en d'autres termes, reconnaître une limitation à notre sentiment de toute-puissance.

Nous le savons et l'entendons au cours de nos accompagnements, la perception du temps est très personnelle car elle est fortement liée à nos états émotionnels et à notre niveau d'engagement dans nos actions. Tout est subjectif dans le cerveau humain et en cela, le temps d'un malade n'est ainsi pas le même que celui des gens en bonne santé.

La dynamique de la conscience, c'est l'éveil progressif des capacités de la conscience à s'installer en soi pour ensuite se redéployer vers le monde extérieur. Ce retournement permet au moi phronique de se corporaliser, de s'incarner et de temporer le temps.

L'individu n'est plus dehors – jeté au monde comme le moi de la conscience naturelle, mais à présent, il lui est possible consciemment de découvrir que sa temporalité appartient à sa corporalité.

Ainsi à partir du moi du sujet, de cet être conscient qu'il est, à partir de lui-même, installé dans sa région phronique, l'acte noétique constituera et renouvellera sa conception du monde.

La démarche phénoménologique existentielle en sophrologie a pour visée l'amélioration de la qualité de la noèse, cet acte essentiel de la conscience humaine.

Alors et seulement là, l'individu percevra avec acuité « *que les choses peuvent être autrement, puisque les choses sont vraiment autrement.* »

Le renouveau de l'activité noétique débouche sur une conception du monde tout à fait renouvelée, dans une nouvelle création… création dans le sens de créativité de l'être humain ou plus exactement d'une création possible de par l'être humain comme le précisait Jacques Raynal dans l'une de ses interventions sur la noèse.

Seule la vivance va permettre à cet acte noétique, à ce *percevoir* de se faire de façon privilégiée. À partir de la vivance, l'ouverture des portes de la perception est possible.

« *C'est par la création que la conscience est en mesure de se réjouir de sa propre activité* », comme le souligne R. Misrahi.

Fondée sur l'intelligence intuitive, l'imagination et le renouveau de la subjectivité, la sophrologie est fondamentalement une dynamique d'éveil de la conscience, dans un sens ontique, c'est-à-dire « *tout ce qui va dans le sens du développement de l'être* ».

Être installé en soi, dans sa région phronique, ne met pas à l'abri des soubresauts du monde, mais permet peut-être simplement de le voir avec recul, pour pouvoir le penser autrement.

Dans la position du sujet individualisé, c'est là seulement qu'il est possible de donner un sens au mot Liberté.

La liberté vécue implique la responsabilité, sentiment de dignité entraînant tout naturellement l'existence.

Cette nouvelle position d'être, de se sentir grand change tout dans la relation aux autres et au monde. C'est accepter la vie sans crainte du lendemain, sans peur des autres dans leur apparence comme du monde dans ses turbulences ordinaires.

Loin de créer des surhommes, la sophrologie existentielle vise au dévoilement de cette région phronique pour constituer un moi phronique tridimensionnel avec tout ce qui se donne à la Présence, avec tout ce qui peut être saisi par lui, à travers nos organes des sens.

De cette sensorialité vécue, le redéploiement se veut attentif et tourné vers l'espace phronique, cet espace de rencontre entre sujets tridimensionnels, espace de rencontre intersubjectif et propice au développement de nos capacités d'humanicité… nous permettant d'être et de vivre ensemble, en même temps d'exister dans la différence.

Cet ancrage du moi phronique dans sa région phronique dévoile le *Dasein* propre, cet « être-le-là » et tous ses possibles : l'intelligence, la connaissance et la raison sont des capacités qui font essentiellement partie de la conscience.

Ainsi, il nous faut remplacer le modèle ordinaire de la compétition, de la rivalité et des comparaisons par celui de l'émulation entre les humains. « *On ne naît pas homme, on le devient* », dit Erasme.

En effet, une autre source est nécessaire pour accéder à la conscience d'être : cette source ne peut être que la rencontre des autres humains. Les rencontres font de nous des humains. L'Alliance sophronique s'imprègne de cette affectivité fraternelle, qui constitue la grande force d'intégration des différentes structures de la conscience.

« *Ut conscientia noscatur* » est la devise proposée par Caycedo, *pour que la conscience soit connue.*

Chaque individu humain incarné est une conscience intuitive de son être au monde, de son existence qui porte en lui cette dimension du sensible, attentionné qu'il est de lui-même et qu'il manifeste à l'autre, un autre différent de lui-même et fait « *que nous ne sommes pas des êtres humains en recherche d'une expérience spirituelle ; nous sommes des êtres spirituels vivant l'expérience humaine* », comme le dit Pierre Teilhard de Chardin.

La Liberté, la Joie comme l'Amour ne peuvent se concevoir que de façon vivantielle et non pas intellectuelle, rationnelle et idéologique.

« *Cette nouvelle génération – d'humains – est épouvantable. J'aimerais tellement en faire partie !* » Cette phrase redonne ainsi un autre sens aux mots d'Oscar Wilde.

Bibliographie

Christophe ANDRÉ, *Trois amis en quête de sagesse*, coédition L'iconoclaste et Allary éditions, 2016

Michel BITBOL, *La conscience a-t-elle une origine ?*, Flammarion, Bibliothèque des savoirs, 2014

Derek DENTON, *Les émotions primordiales et l'éveil de la conscience*, Broché, 2005
Nathalie DEPRAZ, *Comprendre la phénoménologie : une pratique concrète*, Armand Colin, Cursus philosophie, 2012
Martin HEIDEGGER, *Être et temps*, Gallimard, Collection Bibliothèque de philosophie, 1986
Edmund HUSSERL, *Méditations cartésiennes*, Broché, 2000
Albert JACQUARD, *Tentatives de lucidité*, Stock France culture, 2004
Gabriel MADINIER, *Conscience et Signification*, Presses Universitaires de France, 1954
Gary MADISON, *La phénoménologie de Merleau-Ponty, une recherche des limites de la conscience*, Revue philosophique de Louvain, vol.74, numéro 22, 1976
Robert MISRAHI, *Le bonheur. Essai sur la joie*, Broché, 2015
Michel SERRES, *Petite poucette*, édition Manifestes le pommier, 2012
Hartmut ROSA, *Le temps de l'Urgence*, La découverte, collection Sciences humaines et sociales, 1re édition, 2011
Accélération : une critique sociale du temps
Pierre TEILHARD DE CHARDIN, *Le phénomène humain*, William Collins, 1955
Gérard THOURAILLE, *Relaxation et présence humaine : autour d'une expérience intime*, L'Harmattan, 2004

PLURALITÉ DE LA CONSCIENCE ET PRATIQUES MÉDITATIVES

Gilles PENTECÔTE

Qu'est-ce que la conscience ?

À cette question fondamentale en sophrologie, les philosophes, les méditants et maintenant les chercheurs en neurosciences, essaient de trouver une réponse. Cet article a pour propos de concilier les apports théoriques et de mieux les comprendre par l'expérimentation.

1- Les chemins vers la conscience

Nous allons commencer par nous intéresser aux différentes étapes que suit une perception sensorielle – un phénomène sensoriel – pour devenir consciente.

a- Création d'une représentation

Pour commencer, un stimulus physico-chimique frappe à la porte de l'un de nos sens.

Ce signe se transforme en signal électrique, lequel rejoint des aires cérébrales primaires qui vont rapidement traiter le premier signal afin que la perception soit transformée en une représentation reconnaissable.

C'est vrai qu'au départ, une bouffée de photons comme l'agitation moléculaire thermodynamique n'ont rien de très séduisant !

La création d'une représentation claire est indispensable, car dans le cas de la vision par exemple, si nous étions conscients de ce que voit notre rétine avant transformation, nous aurions une perception avec un zoom central, une périphérie en noir et blanc, une tache aveugle au milieu, et un flou le long des vaisseaux du fond d'œil. Pas très pratique !

b- La reconnaissance

Ce qui est perçu par les organes des sens est ainsi transformé inconsciemment en une représentation, ce qui lui permet de rentrer dans un cadre connu. Elle est alors mise en lien (au niveau de l'hippocampe) avec notre mémoire et notre inconscient *reconnaît* alors la perception comme quelque chose de connu, ou pas.

c- Le phénomène de jugement

Ce qui est reconnu est alors coloré (par notre amygdale cérébrale) par un phénomène de jugement : « *tiens, voici quelque chose d'agréable, ou mince, c'est désagréable !* ». Plus le phénomène de jugement est intense, plus il va devenir saillant et présenté à la conscience.

En sophrologie ou *mindfulness*, quand on parle de « perception sans jugement », on entend que la plupart du temps le processus de jugement a déjà eu lieu, qu'on arrive en quelque sorte après, mais que l'on propose de ne pas porter de jugement sur le jugement lui-même. Ainsi, si mon premier ressenti d'une personne est « négatif », je peux accueillir ce ressenti négatif sans jugement.

d- Le processus de saillance

Si ce qui est perçu ne fait pas partie de quelque chose de catalogué comme intéressant, la perception va rester *subliminale* : ainsi on se promène le plus souvent en pilotage automatique, sans prendre conscience de ce que l'on voit, entend ou ressent.

Si ce qui est perçu est catalogué comme intéressant, si le phénomène de jugement est important et/ou s'il est coloré émotionnellement, il va être mis en saillance et présenté à notre conscience : notre inconscient a fait un choix. D'ailleurs certains choix sont inattendus, ce qui témoigne de nos attirances inconscientes.

Expérience

De là où vous vous trouvez, levez les yeux et tournez lentement la tête dans la pièce où vous vous situez, en regardant ce qui s'y trouve. Et juste vous notez comment votre attention s'installe sur une perception, puis une autre, successivement et sans pause, une à deux fois par seconde en moyenne.

... ...

Notre attention est ainsi attirée par une couleur plus vive, un objet incongru, une forme, tout en en délaissant d'autres, et présente ces perceptions choisies inconsciemment à notre conscience.

e- La conscience phénoménale

Quand nous nous promenons dans la nature, nous pouvons remarquer de la même façon que notre attention se porte de-ci de-là en fonction de nos centres d'intérêt, préalablement définis et intégrés dans notre inconscient, et présente des phénomènes à notre conscience.

On parle alors de conscience phénoménale pure.

Cette forme de conscience est labile : si nous continuons notre promenade en pensant à autre chose, cette perception va rapidement disparaître de notre mémoire et quelques minutes après nous ne nous souviendrons même plus l'avoir vu.

f- La mémoire de travail

Cette perception peut pourtant rester environ vingt à trente secondes dans notre mémoire, et si notre ami(e) nous demande « *est-ce que tu as entendu ce que je viens de te dire ?* », nous pouvons intentionnellement aller chercher dans notre mémoire immédiate ce que nous venons d'entendre et l'y retrouver. Mais un peu plus tard, nous ne nous serions probablement souvenus de rien.

La question qui vient alors est : « *est-ce que la conscience phénoménale est réellement consciente si on ne porte pas son attention dessus ?* »

En fait, c'est comme si la perception était restée dans un espace inconscient, mais réactivable pour pouvoir être ramenée à la conscience de façon volontaire. On appelle ce processus la mémoire de travail.

g- La recherche de représentation

Souvent, la vie nous présente des perceptions sensorielles dont nous n'avons pas pu nous faire de représentation préalable : elles ne rentrent pas dans des cases connues. Dans ce cas-là, notre esprit va réinterroger la perception, en cherchant des détails, et il est possible de prendre conscience de ce processus de recherche de représentation.

Ainsi, si nous croisons dans la rue une personne qui ressemble à Marcel : « *Je n'y crois pas, on dirait Marcel ! Non, il ne marche pas comme lui ; pourtant, c'est sa façon de bouger en parlant ; et puis c'est bien le son de sa voix ; Mais oui, c'est bien lui !* » Dans ce processus, notre esprit réinterroge en retour le phénomène perçu, jusqu'à ce qu'il soit correctement classifié ou pas.

Ces allers-retours entre la perception sensorielle et les régions corticales de prise de conscience sont un fonctionnement continu de notre cerveau, et les neurosciences ont établi qu'il y a beaucoup plus de liaisons du cortex vers les organes sensoriels, y compris vers les sensations corporelles, que dans le sens inverse : notre esprit réinterroge en permanence le stimulus d'origine par des boucles dites « récursives », dont le fonctionnement est corrélé au phénomène de la conscience.

2- La vigilance, le premier ami de la conscience

a- Niveau de conscience ou niveau de vigilance ?

Durant nos études de sophrologie, nous avons appris que les niveaux de conscience varient entre le coma, les différents niveaux du sommeil jusqu'au niveau sophro-liminal, la vigilance normale de l'état de veille, et l'hypervigilance.

Ces niveaux de conscience ont été mis en corrélation avec une fréquence très globale de l'ensemble des ondes cérébrales : le sommeil très profond et profond où les cycles oscillent entre

1 à 3 par seconde et 4 à 6 (ondes delta), le sommeil intermédiaire (ondes thêta de 7 à 10), l'endormissement et la relaxation (ondes alpha de 10 à 12), l'état vigile (les ondes béta entre 20 à 30, que l'on retrouve aussi durant le rêve) et l'hypervigilance (ondes 30 à 40).

En fait, et cette notion est fondamentale, il ne s'agit pas du niveau de conscience, *mais du niveau de vigilance*, lequel dépend du degré d'activation globale du psychisme, qui est par exemple fonction du taux d'adrénaline, de la motivation, de la curiosité... et essentiellement modulé par une structure située à la base du cerveau appelée la substance réticulée activatrice ascendante.

b- La conscience, sur un « bruit de fond »

Ce qui est capté par les électroencéphalogrammes est le bruit de fond du cerveau, c'est-à-dire son fonctionnement basal, largement inconscient, et qui représente 90 à 95 % de son activité. Sur ce bruit de fond, la conscience peut s'installer, ou pas. Ainsi, nous pouvons être conscient *ou pas* en marchant, en entendant une musique, en rêvant (c'est la pratique du yoga nidra), voire semble-t-il dans les grandes absorptions méditatives, en sommeil profond.

Sur ces fréquences de base, des ondes bien plus rapides vont se manifester de temps en temps, dans la bande de fréquence gamma qui oscille entre 50 à 60 par seconde, cette fréquence étant corrélée à celle de la conscience.

Ainsi, au moment où nous prenons conscience, c'est comme si une partie de notre cerveau s'allumait, même si le reste garde approximativement le même rythme de base.

c- L'attention soutenue

Pour que la conscience s'éveille, il faut de la vigilance, et pour qu'elle dure dans le temps, il faut que celle-ci soit soutenue. Ce premier ami de la conscience qu'est la vigilance peut être considéré comme une lampe, qui a la potentialité d'éclairer les phénomènes. Et selon la qualité de nos *terpnos logos*, nos guidances peuvent favoriser la vigilance, ou l'affaiblir.

Expérience

Voici une façon de guider suscitant une attention soutenue :

Utilisons tout simplement une pratique de conscience corporelle en portant son attention sur les doigts, les uns après les autres.

C'est *la façon de faire* et le style de guidance qui sont essentiels : *ils doivent susciter la curiosité.* Ainsi, le *terpnos logos* est éveillant, tonique ; on relève la fin des phrases.

Les termes utilisés sont par exemple : « *explorez* », « *soyez curieux de* », « *expérimentez* », « *intéressez-vous à* », « *allez à la découverte de* », « *laissez-vous surprendre par* », « *écoutez attentivement* »...

L'attention vigile et soutenue est la première étape de toute pratique méditative : c'est elle qui conditionne la capacité de rester en alerte et de garder l'esprit clair dans des états d'absorption méditative avancés.

Mais ce premier ami qu'est la lampe de la vigilance serait insuffisant s'il n'y avait un deuxième ami qui tienne la lampe et l'oriente, pour illuminer un endroit choisi ou un autre. Ce deuxième ami de la conscience est l'attention.

3- Faire attention pour devenir conscient

Nous avons vu précédemment que pour que certains phénomènes soient présentés à notre conscience, il faut qu'ils aient préalablement été choisis par des processus inconscients et mis en saillance.

a- L'attention orientée de façon inconsciente

Vous rappelez-vous votre première grossesse ? Peut-être cela vous reviendra que vous aviez tendance à voir des femmes enceintes partout ! Et si vous avez la phobie des araignées, vous allez repérer toutes les toiles de la pièce !

Ainsi, notre attention est orientée par le processus de mise en saillance, par notre inconscient et ses centres d'intérêt.

Le dicton dit : « *quand on voit ce que l'on voit et qu'on entend ce que l'on entend, on a toutes les raisons de penser ce que l'on pense* »

Mais en fait, c'est aussi l'inverse : ce sont nos préconçus qui orientent notre attention, ce qui les renforce ; on devrait plutôt dire : « *Comme on a uniquement conscience de ce que l'on attend et sélectionne, on a toutes les raisons de penser ce que l'on pense... et de continuer de sélectionner les phénomènes* »

b- L'attention conduite consciemment

Un autre processus, volontaire celui-ci, permet de favoriser la saillance d'un phénomène, et nous l'utilisons couramment en sophrologie : dans nos guidances, nous invitons nos clients à effectuer un cheminement attentionnel dans les perceptions corporelles, dans les sons, dans les odeurs, etc. Comme une lampe que nous orientons pour éclairer chacune de ces perceptions. Nous faisons le choix conscient d'orienter notre attention pour prendre conscience.

Nous comprenons ainsi qu'au lieu de dire : « *portez votre conscience sur* », nous devrions plutôt dire : « *portez votre attention sur... pour l'amener à votre conscience* ».

D'autres façons d'attirer l'attention sur tel ou tel endroit du corps sont par exemple le massage, la caresse, le chatouillis ☺, les pierres chaudes, les bols, etc.

c- L'attention présélective consciente

C'est le processus que nous utilisons pour « *chercher une aiguille dans une botte de foin* ». Rappelez-vous comment fait l'esprit : nous créons *intentionnellement* l'image de l'aiguille dans notre esprit, puis nous cherchons avec cette image présélectionnée. Et nous passons à côté de la bague de la grand-mère !

Dans ce qu'on appelle « *l'effet cocktail* », nous portons notre attention sur ce que dit notre interlocuteur, ce qui nous permet de l'entendre même si les autres parlent plus fort ou s'il y a de la musique.

d- Attention focalisée et présence attentive

L'attention peut être focalisée sur un phénomène, comme elle peut être défocalisée et ouverte, une simple présence attentive.

L'attention focalisée est liée à la réaction de stress, alors que l'attention ouverte est liée à l'ouverture aux multiples possibles.

Expérience

Installez-vous dans un endroit où vous pouvez porter votre regard au loin.

Dans un premier temps, fixez un endroit bien précis, à la hauteur de vos yeux.

Notez alors quelles sont les sensations qui se présentent dans les yeux, dans le visage, voire dans le sentiment corporel global.

... ...

À présent, ouvrez votre regard à 180 degrés, comme si vous vouliez voir tout ce qui se présente dans l'ensemble de votre champ visuel. Et comme précédemment, explorez les nouvelles sensations dans les yeux, le visage, l'ensemble du corps.

Pour affiner la perception de ces deux types de conscience, alternez 2 à 3 fois ces deux visions.

... ...

Vous pouvez ensuite vous installer quelques minutes dans une présence attentive ouverte, sans attente.

e- Porter son attention avant les représentations

Nous avons vu au tout début de notre article que le processus de représentation est largement inconscient. Mais curieusement, notre attention a la possibilité de pouvoir se placer avant les représentations, ce qui permet de prendre conscience du phénomène de façon plus proche de sa réalité « objective ».

Expérience

Choisissez quelques petits objets que vous placez sur une table, devant vous. Fermez à présent les yeux et mélangez-les. Puis prenez-en un dans votre main et observez ce que fait l'esprit.

En général, nous recherchons en premier à définir l'objet : « c'est le crayon », « c'est la gomme », etc.

À présent, choisissons un autre objet les yeux fermés, et intéressons-nous seulement à sa texture, sa consistance, sa forme dans notre main. Nous sommes là avant la représentation.

À la terrasse d'un café, écoutons une personne parler en nous intéressant uniquement à sa prosodie, c'est-à-dire à la « chanson » de sa voix, en deçà de ce qui est dit.

Nous pouvons aussi regarder un objet, avant d'avoir l'idée de ce qu'il représente.

Apprendre à se placer avant les représentations peut être utile en sophrologie, quand on peut par exemple percevoir un acouphène avant toutes les représentations et charges émotionnelles auxquelles il a pu s'associer. Il en est de même pour tout objet phobogène, ou même de la souffrance, qui est la représentation de la douleur.

f- La conscience cénesthésique

Pour rester dans le cadre de la gestion de la douleur, il est intéressant de connaître la *conscience cénesthésique*. La cénesthésie est la perception de nos sensations corporelles avant leur installation dans la représentation de notre *schéma* corporel.

Expérience

Fermons les yeux et pour commencer, portons notre attention sur les contacts vestimentaires tout autour du corps, sur les bras, les jambes, le corps, la tête.

À présent, portons notre attention uniquement sur nos sensations corporelles : chaleur ou fraîcheur, tensions et bien-être, battements, vibrations, pressions...

La conscience de ces sensations peut s'installer dans un espace sans limites, sans bras ni jambes, ni dos, ni tête : ce ne sont plus les sensations – par exemple – du bras droit, mais des sensations qui sont présentes là, quelque part à droite.

Attention précaution : il est important d'alterner la conscience de notre schéma corporel et de notre conscience cénesthésique pure, car cette dernière est potentiellement dissociante. Elle est d'ailleurs contre-indiquée chez toute personne présentant le moindre élément psychotique.

4- Neurosciences de la conscience

a- La synchronisation gamma

Une fois qu'une perception a été recherchée intentionnellement, ou bien mise en saillance par un processus préconscient, elle va donc devenir consciente.

Cela se passe environ 300 millisecondes après la perception : quand on enregistre cela sur un électroencéphalogramme, on note qu'un « embrasement » du cerveau se réalise, qui possède les caractéristiques suivantes :

- Un mode vibratoire élevé, de l'ordre de 50 à 60 par seconde ;
- Une extension rapide vers les réseaux associatifs, notamment préfrontaux et pariétaux ;
- Une *synchronisation* des différentes régions cérébrales, via des boucles récursives revenant des régions antérieures vers les régions d'où sont issus les premiers signaux, comme pour les interroger et les réamplifier.

On parle de *synchronisation gamma*, corrélat électroencéphalographique de ce que l'on appelle maintenant habituellement la pleine conscience.

b- Synesthésie et conscience associative

Pour poursuivre dans cet ordre d'idées, comprenons à quoi cela correspond au niveau psycho-sensoriel. La synesthésie est la capacité, à partir d'une entrée sensorielle (odeur, sons, couleur…) de ressentir un phénomène avec d'autres modalités sensorielles.

Ainsi on peut dire : « *l'odeur de la menthe est fraîche, c'est comme du clavecin, elle résonne dans mon front, je vois un lac enneigé* » ; ou encore : « *Ce chêne est majestueux, j'entends sa symphonie où son tronc résonne comme une contrebasse, ses branches un violoncelle et ses feuilles des violons* »

Cette capacité associative est largement développée par tous les artistes, et se repère notamment chez Marcel Proust, ou encore mieux chez Jean Giono.

Elle est toutefois présente chez tout le monde, il suffit de l'autoriser à émerger.

Expérience

Portez votre regard comme cela vient vers un objet, et explorez les associations qui émergent : quelle est sa texture, sa « musique » ? Une odeur vient-elle ? Un ressenti corporel, émotionnel ? Des souvenirs ?

... ...

Puis procédez de la même façon avec un autre objet, ou un animal, une photo, etc. Vous passez quelques secondes à chaque fois, pleinement conscient de tout ce qui se présente à la conscience, et de la façon dont procède l'esprit.

c- La méditation dite « sans objet »

Cela se complique un peu, suivons bien : quand la présence aux phénomènes est intentionnelle et focalisée, il reste alors un « effort », même s'il s'agit d'un effort minime : l'effort de porter son attention sur le corps, la respiration, sur un son, un mantra, une image.

Or dans l'absolu, la pratique méditative est une pratique de « *non-agir* » et « *animé de cette non-intention* », il est possible de pratiquer une forme de méditation appelée « *Méditation sans objet* » : il s'agit simplement de rester présent à ce qui vient à notre conscience, instant après instant, en laissant notre attention se porter de-ci de-là, dans son mouvement naturel et spontané, et en étant juste présent aux associations synesthésiques et mémorielles qui se présentent ou pas.

Expérience

Il s'agit juste de s'installer dans une simple présence attentive, sans aucune attente, sans chercher à rien changer, en accueillant les phénomènes d'où qu'ils viennent les uns après les autres, et en repérant tout ce qui se passe dans l'esprit, y compris les pensées.

Il s'agit bien évidemment d'une pratique où des pensées automatiques vont émerger, capturer notre attention et l'emmener ailleurs, et nous sommes là en même temps dans un exercice classique d'entraînement à la fluidité attentionnelle.

5- Conscience des pensées et conscience réflexive

a- La capture attentionnelle

Au sortir d'une pratique de relaxation, de sophrologie ou de méditation, nous entendons souvent dire : « *Pendant la pratique, je me suis mis à penser à mes enfants* ».

Mais est-ce que cette formulation décrit vraiment ce qui s'est passé ? A-t-on *choisi* à un instant de quitter l'exercice et de penser à ses enfants ? L'a-t-on fait exprès ?

La plupart du temps, la réalité c'est plutôt que des pensées se sont installées dans l'espace de notre conscience, sont nées spontanément, ont capturé notre attention et l'ont emmenée ailleurs.

Quand on est « *dans nos pensées* », on passe en « *pilotage automatique* », qui est la mode de fonctionnement habituel de 90% de notre vie, quand nous effectuons des actes par habitude : faire la vaisselle, marcher, manger…

Maître Eckhart disait : « *Dieu nous rend souvent visite, mais nous ne sommes pas souvent chez nous* ».

b- La conscience des pensées

Une merveille de notre esprit, c'est que nous pouvons prendre conscience de nos pensées au fur et à mesure qu'elles émergent.

Expérience

Dans quelques lignes, vous allez lire quelques questions, et laisser votre esprit y répondre à chaque fois. Juste vous prenez conscience de comment cela se passe, et de la façon dont la réponse se présente. Faites vraiment cet exercice, c'est très étonnant :

- *Quel temps fait-il dehors ?*

... ...

- *Qu'avez-vous prévu pour le prochain week-end ?*

... ...

- *Quelle est votre activité physique préférée ?*

... ...

Qu'avez-vous remarqué ?

Deux choses :

- Déjà, tout simplement, quand nous nous y préparons, notre conscience possède la capacité de repérer les pensées dès qu'elles émergent.
- Ensuite, ce n'est pas nous qui faisons « *acte de penser* » : la pensée émerge la plupart du temps de notre inconscient, et juste nous la considérons et l'évaluons dans un deuxième temps : avec notre conscience, nous jugeons si elle est adéquate ou pas à la situation.

c- La conscience de nos paroles

Expérience :

La prochaine fois que vous parlerez à quelqu'un, observez finement comment cela se passe : la plupart du temps, nos paroles se prononcent spontanément et nos phrases s'élaborent « comme par magie ». Et notre conscience se pose immédiatement après, juste pour vérifier si nous sommes d'accord avec ce qui vient d'être dit, et le corriger dans le cas contraire.

Comme nos pensées, nos paroles sont élaborées inconsciemment et se disent spontanément ; nous en prenons conscience seulement quand nous les avons dites, juste pour vérifier que nous ne nous sommes pas trompés.

Le barrage freudien entre le « Ça » et le « Surmoi » se place ainsi au cœur de différentes modalités de l'inconscient lui-même.

d- La conscience réflexive

Et maintenant, intéressons-nous au processus qui se déroule quand nous réfléchissons.

Expérience :

Notez ce qui se passe quand vous épelez le mot « sophrologie » à l'envers.

... ...

Vous aurez probablement remarqué que le comptage commence à s'effectuer de façon automatique, puis s'arrête pour avoir une vision consciente d'où nous en sommes, puis recommence, et ainsi de suite.

C'est comme si nous posions une question à notre inconscient, qui fournit une réponse, dont nous prenons conscience, puis nous envoyons une autre question à l'inconscient, etc.

De plus dans cet exercice, notre conscience peut se poser sur le processus de la réflexion, dans son aller-retour avec l'inconscient : nous sommes conscients du fonctionnement de la conscience !

e- La méditation sur les pensées

Nous pouvons continuer notre exploration du monde de la pensée en nous installant dans une pratique méditative d'attention aux pensées.

Expérience :

Prenons le temps de nous installer confortablement, et intéressons-nous aux pensées au fur et à mesure qu'elles se forment dans notre esprit. Juste nous les notons et les laissons passer, au fur et à mesure qu'elles émergent.

... ...

Dans un deuxième temps, plaçons-nous dans la pleine présence de notre respiration.

... ...

Et tout en restant posés sur notre respiration, attendons la prochaine pensée.

... ...

Et installons-nous dans les espaces entre chaque pensée.
... ...

Nous pouvons remarquer le plus souvent que quand nous nous posons sur notre sensorialité, nos pensées s'arrêtent : ce sont deux modes de fonctionnement différents et antagonistes de notre cerveau : le mode de la pensée est un mode d'action alors que le mode de la sensorialité est un mode « d'être ».

6- La bienveillance, le troisième ami de la conscience

a- Un chemin vers une réalité un peu plus objective

Nous avons vu que quand un phénomène apparaît à notre conscience, il va être coloré rapidement en agréable, neutre ou désagréable.

Quand il est catalogué comme désagréable, cela déclenche la réaction de stress, et sa « réalité » risque de se trouver modifiée par les émotions, que ce soit de la peur, de l'impatience, de la tristesse, du regret, etc.

Ainsi, selon que nous sommes dans une émotion ou une autre, nous ne percevons pas l'arbre de notre jardin, notre voisin ou notre lit de la même façon.

Ce sont nos mémoires enfouies dans notre inconscient qui vont alors enclencher des processus soit de focalisation (mode combat), soit d'évitement (mode fuite) de certains aspects de l'expérience. Ainsi, du fait de ces émotions et des interprétations, la « réalité » du phénomène nous échappe.

Un des moyens de se rapprocher de la réalité est de se situer dans un état de calme, appelé « *Shamatha* » dans la tradition : un état de non-stress a plus de chances de nous rapprocher de la réalité.

b- Le demi-sourire

La tradition mahayana nous invite à aller plus loin, en nous conseillant même d'adopter une posture d'accueil bienveillante vis-à-vis de tout phénomène qui se présente à notre conscience. Et il est même recommandé d'associer à cette posture psychique, une posture physique grâce à la pratique du « *demi-sourire* ».

Quand ce phénomène est un être vivant, le bouddhisme tibétain nous engage même à aller jusqu'à pratiquer la compassion et la gratitude.

Ainsi il est dit : « *Le sage regarde la fleur, la fleur sourit* ».

c- Inter-être et bienveillance

Nous avons expérimenté le fait que notre esprit réinterroge sans cesse les perceptions qui lui sont présentées, dans des boucles de résonnance synchrones. Cela va jusqu'aux organes des sens eux-mêmes : on « *ouvre l'œil* », on « *tend l'oreille* », notre sensibilité cutanée s'active (d'autant plus qu'on est chatouilleux !)

Quand le monde est regardé avec bienveillance, on ressent rapidement un sentiment de gratitude. Or cette émotion a ceci de particulier qu'elle considère que ce qui nous est donné est une chance, comme un cadeau, et surtout nous donne envie de remercier, et de donner en retour. On sourit à la vie, à notre entourage, et nous résonnons avec les autres et avec le monde.

Nous vivons l'inter-être cher à Thich Nhat Hanh.

Expérience :

La pratique de la méditation de la bienveillance peut se faire n'importe où, à la terrasse d'un café, dans les transports en commun, dans la rue…

Quand on fait le choix de regarder le monde non seulement sans jugement, mais avec bienveillance, il apparaît encore différemment à notre conscience.

Cette pratique peut faire suite à la « *méditation de pleine conscience synesthésique* » que nous avons expérimentée préalablement : on prend conscience de ce qui se présente au premier regard, y compris avec le phénomène de jugement s'il y a lieu. Puis on laisse s'installer la bienveillance, et on note si un changement de la réalité s'effectue ou pas.

« *J'inspire et j'accueille les phénomènes ; j'expire et j'envoie vers le monde ce que je ressens en termes de bienveillance, voire de gratitude ; j'explore ce qui se présente* ».

7- Les consciences de soi

Il n'était pas possible, dans le temps imparti lors du congrès, de développer suffisamment ce thème, mais en voici les grandes lignes.

La conscience que nous avons de nous-mêmes associe (au moins) la conscience de notre schéma corporel, de l'image de soi, de notre autobiographie et de l'idée que nous nous faisons de nous-mêmes dans notre rôle, souvent en relation avec le sens de notre vie.

a- Conscience de l'image de soi

Expérience :

Prenons la posture d'une danseuse, ou du salut militaire : certes nous percevons les sensations corporelles, mais nous avons une « idée », une « image » de notre posture.

... ...

À partir de là, nous pouvons imaginer comment nous voient nos proches ; parfois nous sommes fiers de notre apparence, parfois nous pouvons en avoir honte : ce sont deux émotions reliées à l'image (et à l'estime) de soi.

Nous pouvons donc prendre conscience de l'image de soi.

b- La conscience autobiographique

Expérience :

Prenons un instant pour nous rappeler les principales expériences de notre vie, heureuses et malheureuses, et ce qu'elles nous ont appris. Toutes ces expériences qui nous ont construit, qui ont fait ce que nous sommes aujourd'hui.

... ...

Par cette expérience, nous pouvons prendre conscience de ce qu'Antonio Damasio nomme le « *Soi autobiographique* », et qui nous rapproche des techniques de prétérisation.

c- Conscience de soi dans le sens de sa vie

Expérience :

Considérons maintenant le pourquoi nous lisons ce livre : cet acte est en accord avec nos valeurs, avec le sens que nous voulons donner à notre vie et avec la façon dont nous espérons notre avenir. Nous pouvons ainsi ressentir ce que nous sommes en nous mettant en connexion avec le rôle que nous cherchons à incarner dans la vie.

... ...

Par cette expérience, nous constatons que notre conscience peut se poser sur ce que nous pourrions appeler le « *Soi projectif* », et qui nous rapproche des techniques de futurisation.

d- L'illusion du soi

Et pourtant, et pourtant... aussi bien dans la tradition du Vedanta, dans celle du bouddhisme, qu'à travers les constatations que font les neurosciences, tout semble indiquer que la conscience de soi est une illusion : tout juste un sentiment construit par le cerveau, et qui comme tout sentiment, est éminemment variable.

La conscience de soi se manifeste dans de nombreuses situations, notamment dès que nous faisons une action, et d'autant plus qu'il y a du stress. Mais elle s'efface dans d'autres situations, par exemple en cas de relaxation profonde.

Certaines pratiques peuvent nous permettre de prendre conscience de ce phénomène qu'est le sentiment de soi, quand il se présente par moments dans l'espace de la conscience.

Expériences :

Installons-nous dans une relaxation profonde, puis une fois l'état obtenu, contractons légèrement nos bras et nos jambes. Notons alors, au-delà de la sensation légèrement désagréable, ce qui se présente en termes de sentiment de soi.

... ...

Il est utile de renouveler à plusieurs reprises l'alternance relaxation et tension, pour commencer à percevoir comment se présente la conscience de soi, et comment elle s'atténue.

En position debout, les bras ballants de chaque côté du corps, ouvrons et fermons les mains alternativement, suffisamment longtemps pour que le mouvement puisse se réaliser automatiquement, sans faire appel à la volonté : « Les mains s'ouvrent et se ferment, comme si cela se réalisait tout seul, sans effort ».

Une fois cet état de « non-agir » obtenu, effectuons ce mouvement avec notre volonté : intentionnellement nous ouvrons et fermons nos mains, avec notre volonté.

Puis poursuivons en alternant le mouvement en posture de « non-agir » et le mouvement volontaire.

... ...

Nous avons peut-être noté comment le sentiment de soi s'installe et se désinstalle.

Une autre expérience est d'écouter une musique : dans un premier temps, nous « devenons » cette musique, nous sommes fondus dans les rythmes et les mélodies. En sophrologie, nous disons que « nous faisons phénomène » avec la musique. Puis dans un deuxième temps, nous revenons dans notre perception corporelle de « soi en train d'écouter une musique ». Et nous poursuivons cette alternance pour prendre conscience... de la conscience de soi.

Une fois que nous aurons intégré que ce sentiment existe, et comment il peut être perçu, nous pourrons alors remarquer quand et comment il s'installe et se désinstalle tout au cours de nos journées.

e- Un zeste de neurosciences

De nombreuses expériences de neurosciences ont pu établir que la région principale qui code la conscience de soi se situe dans le cortex temporo pariétal postérieur.

Ainsi, une stimulation électrique ou magnétique de cette région, ou encore un acte chirurgical à cet endroit, sont susceptibles de déclencher un sentiment de transcendance, une dissolution de la représentation du soi dans l'environnement, une impression de sortie du corps, ou encore le sentiment de ne faire qu'un avec les autres.

8- Une conscience pure ?

Dans le bouddhisme, la fixation de l'attention dans une posture libre de toute attente, qui est la posture de méditation proprement dite, permet de suivre un itinéraire en 8 étapes, les quatre premières étapes sont dites « *du monde de la forme* » et les quatre suivantes « *sans forme* ».

Nous les présentons très brièvement, car ces notions ouvrent à de multiples expériences et réflexions, allant encore au-delà de ce que nous venons d'étudier et d'expérimenter.

Les 1res étapes consistent à stabiliser son attention, à suspendre les pensées discursives en accroissant son attention sur les sensations corporelles, puis à noter leur disparition alors que l'esprit est parfaitement clair et vit un sentiment de félicité.

Dans la 4e étape, même l'expérience de bonheur disparaît, l'esprit passe au-delà de l'agréable et du désagréable, il entre dans un état d'équanimité.

La 5e étape, qui est la première méditation « *sans forme* », est connue sous le nom de « *sphère de l'espace infini* ». Après que la conscience se soit extraite des sensations corporelles, elle remarque que les messages sensoriels sont perçus dans un espace. En s'abstrayant de ces messages sensoriels, il ne reste plus que la conscience d'un espace infini.

La 6e étape est connue sous le nom de « *sphère de la conscience infinie* ». Elle s'atteint en remarquant que l'expérience d'espace infini est possible grâce à l'infinité de la conscience, puis en portant son attention sur l'expérience de la conscience pure.

La 7e étape est connue sous le nom de « *sphère de nulle chose* ». Elle nous permet de réaliser que toutes les choses sont inter-reliées, que le sentiment de soi en tant qu'être séparé est une illusion.

Enfin la 8e étape est la « *sphère de ni perception ni non-perception* ». Dans cet état on ne peut plus penser ou expérimenter en termes de sujet et d'objet. Aussi, on ne peut plus dire si l'on perçoit quelque chose ou rien. Reste la conscience pure.

En forme de conclusion

Voilà un voyage au pays des merveilles de la conscience.

Nous avons vu tout au long de ces expériences comment, si nous sommes vigilants et savons orienter notre attention correctement, la conscience peut se vivre en relation avec la plupart des phénomènes qui sont susceptibles de se présenter à notre esprit.

J'espère que ce voyage vous aura intéressé, et même peut-être perturbé dans le bon sens du terme, et qu'il vous aura donné envie d'aller plus loin.

Je vous remercie de votre lecture curieuse, attentive, ouverte et bienveillante ☺.

BIBLIOGRAPHIE

Cette conférence est le fruit de lectures et de la pratique de la méditation. Les lectures dont je me suis inspiré sont principalement :

Neurosciences :
Jean Philippe LACHAUX, *Le cerveau attentif*, éd. O. Jacob, 2014
Antonio DAMASIO, *L'autre moi-même*, éd. O. Jacob, 2010
Stanislas DEHAENE, *Le code de la conscience*, éd. O. Jacob, 2014
Jean Marc JEANNEROT, *Le cerveau magicien*, éd O. Jacob, 2009
Eric HANSON, *Le cerveau de Bouddha*, éd. les Arènes
Les ouvrages de Lionel NACCACHE

Méditation :
Instruction *mindfulness* : www.association-mindfulness.org/
Matthieu RICARD, *L'art de la méditation*, Nil éditions

Christophe ANDRÉ, *Méditer, jour après jour*, éd. L'iconoclaste. Avec un CD.

Thich Nhat Hanh, *Le miracle de la pleine conscience,* éd. Pocket

La respiration essentielle, éd. Pocket

Transformation et guérison, éd. Pocket

QUAND LE SPORT MET FRÉQUEMMENT EN LUMIÈRE CE SUPERBE MALENTENDU ENTRE CONSCIENCE ET INCONSCIENT

Jean-Pascal CABRERA

L'objet de cette conférence porte sur une analyse d'une cohabitation entre les mécanismes de motivation consciente et les réseaux cachés des aspirations non conscientes. Le prisme du sport n'échappe pas à cette cohabitation ; contrairement à la majorité des troubles du comportement, le sport ouvre un possible chemin thérapeutique autonome, recouvrant et exploratoire.

Par la sublimation du vecteur corporel, le sport représente un enjeu simple et complexe à la fois qui a traversé les civilisations et les cultures avec ses forces, ses faiblesses, ses abus et les débats contradictoires qu'il déclenche.

L'expérience montre que sportifs et non-sportifs n'ont pas toujours conscience des contradictions qui les habitent lorsqu'ils s'expriment avec leur corps et par le sport en particulier.

Introduction

Les 3 domaines que représentent le corps, la conscience et l'inconscient sont les piliers d'un champ d'expression incontournable de notre époque : le sport ou plutôt l'ensemble des phénomènes se rapportant au domaine sportif.

Chacun(e) d'entre nous utilise ce mot avec toutes les représentations personnelles qui s'y rattachent. Ces représentations sont le résultat d'un mélange des expériences passées transmises et des expériences vécues. Derrière le mot « sport » s'inscrit autant de définitions personnelles qu'il existe d'histoires personnelles. On pourrait donc distinguer deux aspects : l'ensemble des points communs et la multitude des différences entre ces définitions.

Cette distinction ne relève pas seulement d'une simple habileté intellectuelle. Elle est le premier maillon d'une chaine de compréhension du phénomène sportif. Ce phénomène sportif est un fabuleux terrain de vivance entre deux modes d'existence qui s'harmonisent ou s'opposent, voire même qui s'harmonisent et s'opposent en même temps.

Ces deux modes que sont la conscience et l'inconscient, et dont la frontière est souvent floue, trouvent actuellement de nouveaux éclairages provenant en particulier de découvertes dans le domaine des neurosciences.

C'est dans ce contexte que l'activité sportive s'inscrit ; ces deux modes d'existence vont alors être sollicités dans la mise en action du corps par ce que l'on pourrait appeler deux « moteurs » :

- La motivation (ou les motivations) qui serait le moteur de la conscience.
- L'aspiration (ou les aspirations) qui serait le moteur issu de l'inconscient.

L'analyse du fonctionnement de ces deux « moteurs » dans les activités sportives va mettre en lumière une réécriture symbolique de la vie indissociablement liée à la mort. Cette analyse amènera à considérer le corps mis en jeu comme une forme d'expression de différentes émotions découlant en particulier des différents espaces d'évolution des activités sportives.

Dans ce jeu d'harmonisation et/ou d'opposition que représentent la conscience et l'inconscient, la sophrologie peut pleinement légitimer sa place si elle est capable de comprendre les codes corporels véhiculés dans le monde de l'activité physique qu'elle soit sportive ou non. Ces codes deviennent beaucoup plus complexes lorsque s'installe la compétition et en particulier la haute compétition.

I. Définition du domaine sportif

La première trace sémantique du mot *« sport »* vient du vieux français *« desport »* qui signifiait *« petit divertissement »* lui-même issu du latin *« deportare »* qui signifiait *« porter ailleurs »*.

On comprend la dimension évasion contenue dans ce divertissement. Le corps joue et permet en quelque sorte à l'esprit de « s'aérer ».

Les Anglo-Saxons vont reprendre ce mot, le transformer en *« sport »* puis le redonner aux Français avec une coloration codifiée, élitiste qui donnera naissance aux premiers clubs athlétiques universitaires français.

On passe donc d'une sorte de récréation à une forme d'affrontement où la performance, voire la victoire, devient un critère de réussite.

Les institutions qui se succèdent depuis le début du 20e siècle intègrent les différentes conceptions de « socialisation » du corps par le biais du sport.

Le sport « anglo-saxon » va être concurrencé par le sport militaire dont la finalité est avant tout de forger des armées robustes et vaillantes. Il va être concurrencé également par le « sport-santé » édicté par la médecine suédoise qui s'implante dans les écoles de la République française. Il va être concurrencé également par le sport naturel d'Hébert qui revendique un retour aux fonctions naturelles du corps comme courir, sauter, grimper, etc. D'autres influences connoteront le concept de sport comme le sport-spectacle, le sport-business, les sports ambassadeurs, les politiques de sport, etc.

C'est dans cette mosaïque de pratiques que va se construire le concept de sport dans le champ infini des représentations mentales. Chaque personne pratique alors sa propre définition du sport.

Le corps devient alors :

- L'instrument entraîné au service d'une compétition pour se mesurer aux autres ou à soi-même dans la recherche d'une performance. Dans ce cas, il peut y avoir des règles édictées par les fédérations sportives ; il faut alors être licencié. Il se peut qu'il n'y ait pas de règles : traverser l'océan à la rame ne correspond à aucun championnat fédéral.

- L'instrument musclé, robuste, courageux, discipliné qu'utilisent les armées pour renverser l'ennemi.
- Un ensemble anatomique dont il faut prendre soin pour qu'il reste en bonne santé, pour qu'il ne se blesse pas.
- Un vecteur de retour aux sources de l'humanité en retrouvant toutes ses expressions naturelles pour lesquelles il est supposé être programmé.
- Un instrument de propagande pour glorifier la réussite d'une politique ou d'un pays.
- Un outil au service d'un commerce d'entreprises, d'images, de rêves, de fantasmes, d'exploitations…

Il semble donc qu'une seule définition du sport soit présomptueuse ; il serait plus simple alors de mentionner plutôt une activité physique en précisant son orientation sportive selon les cas.

La psychanalyse complétée par les apports récents des neurosciences va donner une dimension nouvelle dans la compréhension des mécanismes motivationnels liés au sport.

II. Une nouvelle approche de la conscience et de l'inconscient (ou non-conscience)

Les résultats des recherches en neurosciences livrent actuellement un champ de compréhension qui non seulement bouscule ce que l'on pensait connaître, mais également ouvre un angle infini de nouvelles approches possibles et surtout de nouvelles applications.

La conscience peut désormais, malgré toutes les réticences qui ont pu se manifester dans le passé, accéder au statut d'objet d'une science tout comme la non-conscience. Les équipes de chercheurs de l'INSERM dirigées par Lionel Naccache, Stanislas Dehaene et Jean-Philippe Lachaux entre autres, ont particulièrement fait progresser l'approche scientifique qui étudie les phénomènes liés à la conscience et la non-conscience.

Leurs études ont progressivement basculé du domaine de la pathologie ou des souris de laboratoire au domaine de l'humain en bonne santé. Cette bascule a pu s'opérer grâce aux progrès de l'informatique et des techniques d'exploration neuronale en « temps réel » de plus en plus rapides et précises.

Comme la plupart du temps, les applications expérimentales sont souvent exploitées par le monde militaire et le monde sportif où les scores de laboratoires se transforment en performances utilitaires intéressées.

Trois exemples visuels vont illustrer ces études.

Le premier concerne la famille dite des inférences visuelles subjectives ou inconscientes dans lesquelles se retrouvent par exemple les illusions d'optique. En concentrant notre regard sur le point blanc central d'un dessin mobile, nos yeux vont voir apparaître ou disparaître de façon aléatoire trois points jaunes autour de ce point blanc mettant en évidence la conscience de cette expérience avec le traitement de ce dessin mobile opéré de façon non consciente.

Le second concerne les phénomènes dits de « cécité inattentionnelle ». Cette cécité réside dans la capacité de la concentration intense à ne plus prendre conscience de la vision périphérique. Cela conduit à être aveugle à des détails importants proches de nos centres d'intérêt sélectionnés.

Le troisième exemple met cette fois en évidence une activité plus analytique échappant à la conscience de la personne, mais qui influence son activité consciente. Il s'agit du test de Stroop.

Dans ce test, la personne nomme la couleur des mots écrits devant elle ; en mesurant la vitesse des réponses et les taux d'erreurs, on peut comparer certaines situations dont on fait varier les paramètres. Ainsi, on mesure que la réponse est plus longue et plus faillible lorsque le mot écrit est lui-même une couleur, mais différente de la couleur de la police d'écriture. Une reconnaissance non consciente d'un signal abstrait s'opère donc en parallèle et avant la reconnaissance consciente d'une simple couleur.

Ce test est devenu le précurseur d'une série de recherches utilisant le masquage. Le masquage est une technique basée sur la variabilité d'occurrence de deux images. La première image est plus ou moins masquée rapidement rendant sa vision consciente (la personne dit ce qu'elle voit) ou non consciente (la personne a une activité neuronale d'activation visuelle, mais affirme n'avoir rien vu).

Ces tests marquent un tournant capital car ils vont mettre en évidence des activités émotionnelles et des opérations de constructions logiques non conscientes accompagnant et influençant l'activité consciente. Ces expériences montrent que les influences fonctionnent dans les deux sens et en même temps.

L'activité humaine et donc le monde sportif en particulier rejouent en permanence les scénarios de cette influence à double sens.

Un exemple concret dans le sport parmi de nombreux autres qui illustre cette influence à double sens est la présence simultanée et parfois concurrentielle des motivations et des aspirations.

III. Mécanisme des motivations et des aspirations

Sandra est championne de France de sa discipline sportive. C'est une athlète de très haut niveau qui souhaite remporter une médaille à l'occasion des prochains championnats du monde malgré une « modeste » place dans le top 15 mondial. Son point fort, c'est une volonté à toute épreuve, un perfectionnisme qui est la signature du sport de haute compétition. Son point faible, elle le verbalise en décrivant une multitude de pensées parasites, avant d'entrer en piste, qui viennent polluer sa concentration. Sandra se tourne vers la sophrologie sportive.

Sa demande consciente est simple et claire : monter sur le podium (être dans les trois premières mondiales) et se débarrasser de ces pensées parasites. Son objectif est parfaitement établi ; il concrétise ce que l'on appelle ***la motivation***, c'est-à-dire le motif verbalement exprimé de façon consciente qui la pousse à agir.

Les séances de sophrologie qu'elle vit lui servent à mettre en place des outils pour être plus performante dans sa concentration ; Sandra apprend à placer judicieusement des temps de relâchement très courts au milieu de temps de contractions intenses dus aux gestes techniques qu'elle doit effectuer.

Elle dispose également de moyens concrets pour éloigner ces fameuses pensées qui la perturbent avant le début des épreuves.

Mais, au fil des séancces, se dessine une ombre de plus en plus prégnante dans la construction mentale de sa performance : sa mère est incontournable, envahissante, et sourde à toute souplesse d'entrainement ou d'organisation. Comme cela arrive fréquemment, sa mère réalise, depuis le début de la carrière de sa fille, une « classique » réussite par procuration. Sandra n'en a pas conscience.

Elle participe donc à cette compétition avec une autre forme de motivation, celle-là non consciente, qui va se révéler à l'issue de l'épreuve.

Compte tenu de la demande formulée, du contexte et du délai restant avant ce championnat du monde, le travail psychologique entamé a simplement répondu à sa demande consciente. Forte de ses nouveaux « outils », Sandra termine finalement à la huitième place mondiale. Le résultat demeure honorable, la motivation consciente est en partie « récompensée ».

Mais la surprise va venir de cette autre motivation qui « couvait » de façon non consciente et que l'on peut qualifier ***d'aspiration*** : devenir enfin soi-même en quittant la dictature affective, technique et logistique de la mère. La fin du championnat se solde par une rupture du couple mère-fille déclenchée par Sandra. Dans la continuité de cette aspiration, Sandra quitte son compagnon, se brouille avec son frère et se détache de son travail.

Elle a retrouvé enfin le sourire, se sent heureuse et libre ; elle a arrêté la compétition et voyage partout dans le monde. Elle envisage même d'effectuer un long « pèlerinage » sportif…

Cet exemple illustre à merveille ce que l'on rencontre très souvent dans le sport et en particulier dans la compétition : un double ressort d'énergie, à savoir l'énergie consciente de la motivation et celle inconsciente de l'aspiration.

Lorsque ces ressorts fonctionnent en synergie, le pratiquant est fidèle à son activité pendant de nombreuses années. Les résultats impactent peu sa pratique, qu'ils se traduisent par des progrès, des victoires, de la reconnaissance ou simplement par du plaisir. La « reconversion » de ces pratiquants s'effectue dans une continuité de leur carrière sportive.

En revanche, lorsque l'aspiration n'est plus en harmonie avec la motivation, il se produit un conflit intérieur qui oblige le pratiquant à opérer un changement. Celui-ci peut s'opérer brutalement comme c'est le cas de Sandra ou de façon « larvée » en se traduisant par du mal-être, une baisse des performances, voire même des blessures ou des troubles du comportement.

En poursuivant l'étude de ces mécanismes, on peut aller encore plus profondément dans l'analyse même de la fonction symbolique que l'activité physique procure.

IV. Jeu de la réécriture de la vie et de la mort à travers la symbolique du sport

Un essai remarquable est proposé par le philosophe anthropologue Bernard Jeu sur la psychanalyse du sport. L'auteur passionné de sport livre une analyse très poussée du rapport qui existe entre l'espace d'évolution, les émotions dégagées et la nature de l'activité sportive.

Dans son livre *Le sport, l'émotion, l'espace,* on retrouve ce rapport émotionnel inconscient du pratiquant avec le lieu où il évolue et les modalités de sa pratique.

Sa classification des sports pose un regard différent basé sur la pensée mythique qui habite l'homme et la construction d'un inconscient collectif qui s'y rattache.

Trois grandes familles mythiques se dessinent :

- Certaines activités font revivre les fantasmes de l'épreuve, de la descente aux enfers, de l'engloutissement et du retour au monde des vivants.
  L'enfer du feu, l'enfer du froid, les enfers aquatiques, les entrailles de la terre, l'impossible et périlleuse ascension du ciel, la maîtrise de l'élément céleste sont ces aspirations inconscientes qui animent le pratiquant.

- D'autres activités de la « *famille citius, altius, fortius* » font rejouer l'acte du poursuivant poursuivi sur les axes verticaux ou horizontaux. La mort ou la vie sont parfois triomphantes, parfois repoussées, mais toujours présentes dans l'accomplissement des rituels qui leur sont dédiés.
- La troisième famille consacre l'exploit, la sortie du labyrinthe initiatique symbolisée par exemple dans les sports collectifs.

L'exemple du tlachtli aztèque met en évidence cette symbolique établie dans le rôle que joue la balle pour représenter le soleil ; celui-ci, source précieuse de la vie, est renvoyé d'un camp à l'autre et malheur aux vaincus qui verront leur capitaine décapité.

De ces 3 familles vont se détacher neuf façons de ressentir profondément son corps à travers l'espace d'évolution de l'activité physique et par le type d'émotion qui s'en dégage :

1. Le corps toute-puissance :

Ce ressenti concerne toutes les activités mesurées, que ce soit en temps, en distance ou en poids.

On retrouve l'athlétisme, l'haltérophilie, le triathlon, le cyclisme, l'aviron, etc.

2. Le corps éco-fusionnel :

Ce ressenti concerne les activités dites de pleine nature où l'homme retourne aux sources harmonieuses de son éco-environnement.

On retrouve l'équitation, l'escalade, la spéléologie, le canoë-kayak, les trails, le canyoning, etc.

3. Le corps duelliste :

Ce ressenti concerne les activités d'opposition où le combat final désigne un vainqueur et un vaincu.

On retrouve l'escrime, les sports dits de raquette, les arts martiaux, etc.

4. Le corps vertigineux :

Ce ressenti concerne les activités où le corps est confronté à la peur du vide.

On retrouve l'alpinisme, le plongeon, le parachutisme, le funambulisme, le wingsuit, etc.

5. Le corps expressif :

Ce ressenti concerne les activités où le corps propose une forme d'expression destinée à être perçue de l'extérieur.

On retrouve la gymnastique, la danse, la GRS, le patinage, la voltige équestre, la natation synchronisée, etc.

C'est d'ailleurs dans cette émotion que Sandra a fait naître son aspiration : contrairement aux autres activités sportives, celle de Sandra est évaluée par des juges. Les notes de Sandra sont l'évaluation de sa place dans le groupe. La valeur de sa performance et donc de son existence dépend d'un jugement extérieur.

6. Le corps relationnel :

Ce ressenti concerne les activités basées sur de la complicité entre partenaires face à des adversaires.

On retrouve les sports dits collectifs : basket, hand, volley, foot, rugby, hockey, double en tennis ou badminton, etc.

7. Le corps informationnel :

Ce ressenti concerne les activités dont l'essence du plaisir, voire de la victoire dépend d'une maîtrise des prises d'informations.

On retrouve la course d'orientation, les régates en voile, les traversées d'océans, les rallyes, les raids, les courses d'attelage, etc.

8. Le corps aquatique :

Ce ressenti concerne les activités où le corps retrouve les sensations d'évolution dans le milieu éminemment symbolique que représente le monde aquatique.

On retrouve la natation, la plongée, etc.

9. Le corps motorisé :

Ce ressenti concerne les activités où l'homme démultiplie sa force et son rayon d'action par la puissance de ses outils.

On retrouve les sports automobiles, les courses de motos, de bateaux, de voltige aérienne, etc.

Il est possible de réunir plusieurs ressentis différents dans une même activité ; c'est d'ailleurs un but recherché dans le business du sport dit de loisir.

Ces émotions « mythiques » permettent de comprendre pourquoi une personne adore pratiquer certains sports et en déteste d'autres. Le lieu et les modalités de pratique vont générer une émotion profonde non consciente dont le plaisir procuré va gagner l'adhésion de la personne.

La personne conquise formule sa motivation en termes de santé, de bien-être, de remise en forme, de nature, d'entrainement, de compétition, d'argent à dépenser ou à gagner ; mais elle ne formule pas l'émotion profonde non consciente qui l'anime.

En prenant l'exemple de la course à pied, on va retrouver l'ensemble du spectre des motivations qui opposent les différents types de coureurs :

- Certain(e)s aiment courir, mais uniquement dans les chemins des forêts et des champs.
- Certain(e)s aiment courir, mais uniquement autour d'une piste d'athlétisme en chronométrant leur record et en prenant une licence FFA.
- Certain(e)s aiment courir, mais uniquement autour du pâté d'immeubles près de leur bureau à la pause déjeuner.
- Certain(e)s aiment courir, mais uniquement sur un tapis roulant dans une salle de gym.
- Certain(e)s aiment courir, mais uniquement avec un(e) ami(e).

Autrement dit, chacun(e) exprime une motivation différente dans la pratique de la course à pied, mais chacun(e) possède la même aspiration profonde de sentir son corps qui vit dans cet effort cyclique. Chaque foulée contient la force, l'énergie de la vie, capables de repousser la présence d'une mort qui se rapproche. Courir tient cette mort à distance et rassure le coureur.

Cet exemple amène une remarque à propos de la relaxation dynamique :

La motivation et l'aspiration permettent au sportif de trouver sa juste concentration ; cette concentration, en s'appuyant sur la répétition des entrainements, va trouver les bonnes informations qui ensuite vont déclencher les justes réponses motrices. Autrement dit, le geste sportif est intimement relié à sa source motivationnelle et émotionnelle. C'est pour cette raison qu'il est important de proposer une relaxation dynamique « traduite » dans les codes gestuels propres à chaque discipline. En négligeant cet aspect, le sophrologue peut manquer de pertinence et éloigner le sportif dans son intérêt pour la sophrologie.

V. Conclusion

La science a prouvé l'interaction permanente de nos deux systèmes motivationnels dans le sport, la motivation pour notre conscience et l'aspiration pour notre non-conscience.

Si le sportif ne connaît pas ses aspirations, il arrive, à force de volonté, de temps, de persévérance, de valeurs partagées, de sacrifices parfois, et de bien d'autres qualités, à développer des valeurs humaines tout au long de sa pratique. Ce chemin personnel, il le doit à ses efforts, mais également à l'environnement qui accompagne sa pratique et en particulier l'encadrement humain.

<u>*Recouvrir*</u>

Le sportif ne cherche pas à savoir pourquoi il pratique une discipline ni pourquoi il suit une quête ; il recherche une satisfaction dans sa pratique sans se poser de question sur le pourquoi de cette recherche ; il recouvre son histoire passée.

<u>*Explorer*</u>

Le sportif recherche également cette satisfaction en explorant son être, ses capacités, ses sensations, ses forces et ses faiblesses, ses émotions et ses actes. Son exploration est autant intérieure qu'extérieure. Elle est d'autant plus forte qu'elle s'inscrit dans son corps, elle est le fruit de ses expériences qu'elles soient agréables ou désagréables, utiles ou inutiles.

On peut donc qualifier le sport de thérapie recouvrante et exploratoire. Ses limites sont atteintes lorsqu'émerge un conflit entre les motivations conscientes et les aspirations inconscientes.

La sophrologie, par son approche corporelle, constitue un moyen privilégié d'accompagnement du sportif.

LE MÉDECIN ET LE PATIENT : QUAND CORPS MALADE RÉSONNE AVEC CONSCIENT ET INCONSCIENT

Michel VERTALLIER

Résumé : Un médecin soigne, selon sa formation, les corps, les esprits, voire les deux. De quelles façons son inconscient va-t-il interférer avec sa façon d'être, sa façon de soigner, ses pensées, ses émotions, ses comportements ? Comment l'inconscient du médecin va-t-il résonner avec celui de son patient ? Le médecin peut-il considérer son propre inconscient comme un allié ou un ennemi ? Comment la sophrologie peut-elle l'aider à négocier avec son inconscient ? Une réflexion au carrefour des idées, des théories, et de la pratique.

Bonjour à chacune et à chacun. Merci à notre présidente, Claude Chatillon, de m'avoir permis de faire cette intervention dans ce magnifique congrès, dans cette salle emblématique, ainsi qu'à toutes celles qui ont œuvré pour la réussite de cet événement (je dis toutes celles car comme il y avait plus de femmes que d'hommes, je trouvais légitime que le féminin l'emportât), et merci à vous d'avoir patienté jusque-là pour nous voir. Je préviens tout de suite, je ne suis pas un spécialiste de l'inconscient, alors ceux et celles qui attendraient des révélations inédites sur le sujet en seront pour leurs frais. Les révélations ont déjà été apportées par des oratrices et des orateurs tout à fait éminents !

N'y a-t-il pas en l'homme une part à laquelle il n'a pas accès, hors de son contrôle ?

Il faut bien savoir que l'homme (l'humain) étant un système logique, il ne peut pas se connaître entièrement lui-même ! Ceci nous promet donc de très longues années de recherche, voire pendant l'éternité ! Et l'éternité c'est long, surtout vers la fin... On n'a donc pas fini de se voir...

Je vais centrer mon intervention sur trois éléments, en lien avec ce qui nous passionne, la prise en charge du patient acouphénique :

Notre inconscient est, comme nous, un être vibratoire.

Comment l'inconscient du praticien va-t-il résonner avec celui de son patient ?

Comment la sophrologie peut-elle nous aider à négocier avec notre inconscient ?

C'est en effet l'inconscient qui le plus souvent guide nos actes, et nous n'en avons pas conscience : c'est pourquoi on ne peut réellement se connaître soi-même, l'image qu'on a de soi, fabriquée par la conscience, ne prend pas en compte la totalité de notre être.

Ainsi à propos de résonnance. Qu'est-ce qui résonne ?

Notre être, nous tous et toutes, fonctionnons selon des vibrations, selon des rythmes qui nous sont propres et pourtant communs à toute notre espèce.

Tous nos rythmes biologiques sont en résonnance avec les rythmes fondamentaux de l'univers, en lien avec les astres : les rythmes annuels, lunaires, des marées, ou journaliers. Et les atomes eux-mêmes sont soumis à des mouvements vibratoires.

Nos rythmes biologiques propres jouent un rôle majeur dans notre fonctionnement, comme dans celui de tous les organismes vivants, par exemple dans le cas des pulsations cardiaques, des mouvements de paupières ou respiratoires, des rythmes repas / digestion, des états alternés de veille et sommeil, des cycles de l'ovulation, des rythmes de floraison et de fructification chez les plantes, ou encore en termes de migrations animales, ou de changement saisonnier de couleur de pelage.

Chez l'Homme, ces rythmes sont principalement contrôlés par la mélatonine, essentiellement sous l'effet de l'exposition à la lumière. Ces rythmes sont importants dans la synchronisation de nos comportements habituels (alimentation, sommeil, etc.). Une désynchronisation avec le rythme circadien peut être source de troubles divers (immunitaires, humeur, régulation de la température, cardiovasculaires, sommeil, attention, mémoire, etc.) notamment chez les travailleurs de nuit.

Notre voix également est un rythme, une vibration. Nous sommes tous des vibrations, et j'allais oublier les vibrations de notre smartphone…

Ces vibrations se retrouvent donc dans la voix, selon les mots utilisés, qui viennent résonner avec l'inconscient du patient. Cette voix permet le passage d'un phénomène mental à un signal sonore chargé de sens. Et d'autant plus quand il s'agit d'un patient acouphénique, sujet à cet acouphène qui est une sensation sonore, c'est-à-dire également une vibration.

Qu'est-ce qui dans la relation entre le praticien et le patient tient de l'inconscient ?

À tous les stades de la relation, l'inconscient a son mot à dire…

Le premier contact avec l'autre active des stéréotypes, c'est-à-dire des croyances partagées (les Anglais sont comme ci, les Français comme ça…), et des préjugés, c'est-à-dire des attitudes négatives envers certaines personnes. Ceci nous amène instantanément à mettre l'autre dans une catégorie sociale. Et l'interlocuteur en face fait la même chose… C'est ce qui fait qu'on voit les personnes comme on les attend. On n'est pas prêt à la surprise…

Un point fondamental, c'est cet accueil, ce premier contact. En quelques secondes, dans une simple poignée de mains, une posture, nous activons préjugés et stéréotypes, nous catégorisons. À cet instant on ne peut pas ne pas communiquer, et cette première communication est irréversible.

C'est pourquoi c'est si important de se maintenir en forme… corporellement, et psychiquement !

Puis la conversation s'engage entre le patient et le praticien. Le message transmis tient du verbal et du non-verbal.

Le verbal, ce sont les mots. Le non-verbal, c'est la tonalité de la voix et le regard, les mimiques, les gestes, le look, les artefacts (vestimentaires notamment).

L'impact du verbal représente 7% du message, le non-verbal tout le reste : 93%.

Et sur quoi avons-nous du contrôle ? Sur les mots, bien plus que sur notre regard et nos mimiques…

Il importe ici d'accorder à nos mots l'attention qu'ils méritent.

Dans la seconde moitié du 19e siècle, un linguiste suisse, Ferdinand de Saussure, s'intéresse à la notion de signifié et de signifiant. De quoi s'agit-il ?

Le signifié, c'est le concept, c'est la représentation mentale d'une chose. Cette image dépend de la culture, du vécu, du milieu social de chaque personne. Elle peut être différente pour le professionnel et le patient. Prenons l'exemple du mot « surdité ».

Bien souvent il évoque pour le patient une perte totale de l'audition, alors que pour le praticien ORL ou l'audioprothésiste, il y a des degrés très variables de surdité. De légère à profonde, le mot surdité peut représenter des concepts bien différents.

Le signifiant, quant à lui, c'est l'image acoustique du mot, tel qu'il est prononcé. Certains mots sont à l'évidence plus agréables à l'oreille que d'autres. Nous puisons ainsi des mots dans un registre agréable : en parlant de confort, d'esthétique, d'oreilles de vingt ans, de plaisir, de liberté, d'écoute sur mesure, etc.

À l'inverse, nous évitons des mots dont la sonorité ou le concept sont souvent désagréables : anti-acouphène (lu dans une publicité pour des masqueurs d'acouphènes), malentendant ou surdité, bruits parasites, et le plus classique d'entre eux : prothèse auditive.

Nombre de patients nous ont confié que ce mot évoquait un handicap majeur, comme une jambe de bois.

Pour en parler, le terme d'aide auditive semble bien plus agréable à l'oreille (si j'ose dire !)

Le processus ainsi mis en place amène le patient à dire : « *j'ai envie de porter des aides auditives* », au lieu de « *il faut que…* ».

Hier, Isabelle Fontaine nous a rappelé que l'analyse transactionnelle s'invitait dans le débat. Selon Eric Berne, l'état du moi « *Parent* » se rapporte à l'appris, l'état « *Adulte* » au réfléchi, et l'état « *Enfant* » au senti.

En lien avec toutes ces dynamiques, l'entretien que nous avons avec nos patients est primordial, c'est ce qui permet de révéler ce que la personne ne sait pas encore totalement explicitement.

Bien sûr, notre inconscient nous joue des tours et sème quelques embûches sur le chemin de la communication. On peut ainsi émettre une information sans avoir eu l'intention de la donner : « *non, votre acouphène ne va pas s'aggraver...* » Ou encore on peut communiquer ses paradoxes : « *soyez naturel, détendez-vous...* » On communique aussi selon la distance sociale, qu'il importe de réduire au maximum, et de même selon ses préjugés, ses stéréotypes.

Vient le temps de l'écoute. Écoute active, qui fait tant appel à la communication non verbale, à l'analyse transactionnelle, à la reformulation, à la gestion des silences, l'utilisation des questions ouvertes, en évitant les questions tendancieuses. « *Ce jour-là, vous aviez bien mis vos appareils auditifs ?* »

Ainsi, selon un proverbe persan, celui qui parle, sème, celui qui écoute, récolte. Ceci rejoint notre intentionnalité, qui transparaît derrière notre voix.

Il est fondamental de prendre conscience de ces éléments bien souvent inconscients, dans la relation avec ce patient acouphénique.

Alors, comment la sophrologie peut-elle nous aider ? Autant pour le praticien que notre patient acouphénique : en agissant sur nos cycles de sommeil, sur notre respiration, notre posture, en apprenant à pratiquer une véritable relaxation, soulageant les éléments de stress et les tensions corporelles, en pratiquant une S.A.P. pour mieux accepter l'aide auditive, tout ceci venant renforcer l'estime de soi.

Au total, c'est une dynamique de ramifications que nous avons mise en place. Ma rencontre avec la sophrologie s'est faite dans un contexte pathologique, et notre équipe s'est formée autour d'un autre contexte pathologique : le patient acouphénique. Depuis longtemps l'impuissance des ORL était notoire dans la prise en charge de ce symptôme, et la sophrologie nous a permis d'apporter un autre regard, et c'est tout naturellement que s'est constituée notre équipe, à laquelle s'est associée la prise en charge de la pathologie auditive, et de la pathologie de la posture, presque à notre insu. Ce corps de l'équipe s'est constitué avec ses diverses facettes, sa richesse réciproque, et cela surgit lors des réunions d'information que nous mettons en place avec nos patients. C'est là que s'exprime la congruence du verbal et du non-verbal, cette cohérence qui émane de l'inconscient corporel, à notre insu ! Lorsqu'il y a cohérence, il y a accord.

Je vous remercie pour votre attention, et je passe la parole à Hervé Cohen.

AUDIOPROTHÉSISTES ET SOPHROLOGUES

Hervé COHEN

Le ressenti de la perte auditive et / ou de l'acouphène est très variable d'un individu à l'autre, et il faut toujours faire parler et écouter notre client / patient, afin de mesurer le retentissement de sa gêne sur sa qualité de vie.

Un certain nombre de personnes qui ont besoin d'une solution auditive sont dans le déni, ou ont simplement des difficultés à franchir le pas, pour des raisons souvent rationnelles, mais quelquefois en dehors de ce cadre.

L'apport de la sophrologie est à ce titre fondamental dans l'acceptation du changement du schéma corporel et dans la gestion de l'émotionnel.

Le regard qu'a le malentendant de lui-même et sur lui-même est souvent la raison de son refus du port de l'aide auditive. Je constate une difficulté encore plus importante chez l'acouphénique qui est seul face à son « bruit ». Personne autour de lui ne l'entend, et donc personne ne comprend ce qu'il entend, et tout le monde le prend pour un « fou ».

C'est là que le travail au sein de notre équipe pluridisciplinaire ESPAcE (Equipe Spécialisée Pluridisciplinaire en Acouphénologie Européenne) va permettre au sophrologue d'aider son client à améliorer son estime de soi, le nombre de séances étant variable et à déterminer par le sophrologue.

La prise en charge des patients / clients d'un audioprothésiste a ainsi beaucoup évolué ces dernières années.

Les progrès technologiques permettent de corriger de plus en plus efficacement un grand nombre de malentendants, et de plus en plus de malentendants qui s'ignorent sont poussés par leur entourage à franchir la porte d'un audioprothésiste.

Le choix de ce dernier est capital afin d'assurer un suivi efficace de l'appareillage, mais avant cela une très bonne compréhension des besoins du malentendant et une possibilité pour lui d'avoir accès à un réseau intégré sont fondamentales.

Le patient / client doit pouvoir à n'importe quel moment et où que ce soit en France, avoir accès à des équipes formées, qui parlent le même langage, qui ont reçu la même formation et qui, comme les passerelles qui unissent les équipes pluridisciplinaires, sont capables de le recevoir en ayant connaissance de tout son profil auditif.

Le réseau Amplifon, leader mondial de la correction auditive, est présent en France avec plus de cinq cents points de vente, dont une centaine en Ile-de-France.

Que ce soit pour les malentendants, ou les acouphéniques, nous avons développé des formations poussées de nos équipes, à l'exemple de notre équipe pluridisciplinaire pour les patients acouphéniques, avec Michel Vertallier comme ORL, Isabelle Fontaine comme sophrologue, moi-même comme audioprothésiste et Jérôme Greffe comme posturologue.

À ce niveau l'équipe pluridisciplinaire place le patient comme acteur principal au centre des réunions avec l'équipe. Il se rend compte que tous parlent le même langage, chacun avec les mots de sa compétence professionnelle.

L'expérience de l'équipe ESPAcE à Combs-la-Ville est exemplaire et nous a permis d'améliorer la qualité de vie d'un grand nombre de personnes.

En conclusion, l'apport de la sophrologie dans l'efficacité d'une aide auditive est capital, et il faut retenir qu'un appareillage précoce, même s'il n'est pas toujours facilement accepté, est la clé de la réussite. L'installation d'une perte auditive non corrigée augmente souvent l'acouphène.

Les sophrologues ont maintenant un rôle primordial à jouer dans la santé auditive.

LE CORPS, LA CONSCIENCE, L'INCONSCIENT À L'AUNE DE LA VIVANCE, DE L'ALLIANCE ET DU LOGOS

Gérard THOURAILLE

Ces lignes d'Emmanuel Lévinas sont, me semble-t-il, bien en phase avec la thématique du congrès. « *L'événement de la conscience ne se réfère pas à l'inconscience comme à son contraire. La conscience dans son opposition à son contraire n'est pas faite de cette opposition, mais de ce voisinage, de cette communication avec son contraire. Dans l'activité même de la pensée bourdonne l'arrière-pensée.* » Ainsi un philosophe phénoménologue, tourné vers la vie de conscience, pose calmement que la conscience implique de l'*in-conscient.* Voilà qui relativise, voire ridiculise, des assertions du genre « *l'inconscient n'existe pas* » ou d'autres du même tonneau… Comment l'art du sophrologue pourrait-il ne pas être concerné par la proximité du conscient et de l'inconscient ? Nous devons nous interroger (cet anniversaire en fournit l'occasion) sur les rapports entre corps, conscience et inconscient. En quoi l'expérience sophrologique peut-elle les éclairer et donc intéresser tous ceux qui travaillent avec cette triade ? Poser la question revient à se demander ce qu'est la Sophrologie.

À la toute fin des années 1970 j'avais, dans le suivi d'une formation initiale philosophique, la tête pleine de notions idéalistes et rationalistes classiques ainsi que de conceptions objectivistes du corps. La découverte puis l'approfondissement des techniques sophrologiques furent alors pour moi un profond changement de perspective. Centrées sur la personne globale, elles ont mis en question, et souvent en pièces, mes représentations coutumières et mes certitudes. Intimement liée à sa vie de conscience, la corporéité du sujet apparaissait en pleine lumière, en pleine présence, en plein être. Et, dimension majeure à laquelle je suis toujours aussi sensible presque 40 ans plus tard, l'expérience sophronique renvoie *sciemment* à de vastes assises psycho-existentielles, à un intense questionnement sur la personne humaine. Dans la formule de Caycedo « *La Sophrologie est une science* » le mot « *science* » doit à mon avis s'entendre au sens de connaissance, c'est-à-dire étymologiquement de *constatation*, de *reconnaissance* de ce qui se montre. Pratiquer en Sophrologie, c'est connaître ce qui se vit en observant son propre agir et son propre sentir. Faite de circulations, de corrélations et d'implications réciproques, la situation sophronique est peu compatible avec la tendance du savoir humain à séparer, opposer, compartimenter. Seule une approche non dualiste peut y éclairer les rapports du corps, de la conscience et de l'inconscient.

Mis en mots et thématisé, *imaginaire* au sens de l'image corporelle, le corps du sophronisant est à la fois chair et vécu (cf. le mot allemand *Leib*, traduit par *chair* et issu de *Leben*, vivre). Étendu dans l'espace, rempli d'organes, de fonctionnements, de métabolismes, de marqueurs génétiques, ce corps systématisé par la Science est en même temps le lieu d'une expérience singulière éprouvée par un sujet vivant. Son intime représentation de ce propre corps s'étaye d'une part sur des processus neurophysiologiques qui aboutissent à une perception de l'étendue corporelle avec ses différentes parties et, d'autre part, sur un ensemble d'expériences psycho-émotionnelles : l'image du corps. Schéma corporel et image du corps s'entrecroisent sans cesse au long du vécu corporel. Ce corps vivant, vécu et *à vivre* implique la conscience. En pleine lumière ou plus discrètement, il est là parmi tout ce qui constitue la trame subjective de notre existence. Les catégories dualistes habituelles ne permettent pas de saisir clairement la profondeur et l'intensité des relations corps-conscience en Sophrologie, et plus largement en médiation corporelle. Lorsqu'en RD je perçois pleinement mon corps agissant dans l'espace, lorsque mon champ mental est le lieu où se produisent une foule de sensations inhérentes à cet agir, mon corps *ne siège-t-il pas au cœur de ma conscience* ? Lorsqu'en sophronisation « *statique* » des perceptions corporelles de repos côtoient dans mon champ de conscience des idées, des images, des émotions, ces sensations corporelles ne sont-elles pas des phénomènes de conscience au même titre que les formations mentales ? La conscience de soi n'est-ce pas d'abord la conscience de son corps global en devenir ? À la vérité un dualisme culturel ambiant, déclaré ou rampant, obscurcit notre compréhension et nous empêche de penser notre unité foncière. L'expérience immédiate dément pourtant le dualisme. Ce qui se montre au cours de nos séances ce n'est pas la juxtaposition d'un vécu corporel et d'un vécu mental. C'est l'entièreté d'une expérience vécue par un sujet indivis (cf. « *individu* ») dont le corps et la conscience s'entremêlent et s'interpénètrent.

Ce corps renvoie aussi à l'inconscient. Comme l'a établi F. Dolto, l'image du corps se constitue au long d'une histoire personnelle affective qui se déroule largement hors de l'activité consciente.

La conscience n'est ni une chose ni un principe abstrait, mais un *événement*. Dans « *L'homme aux loups* » Freud écrit : « *Nous nous rendons constamment coupables d'une confusion entre le fait qu'une perception émerge* phénoménalement *dans la conscience et cet autre fait qu'elle appartient à un système psychique que nous appelons... conscient* ». Même s'il peut sembler étrange qu'on se réfère à lui quand il s'agit de conscience, Freud pose un problème de fond. Avons-nous le droit d'ériger un vécu phénoménal en système objectif et en principe transcendant ? Certainement pas. L'attitude phénoménologique constitue un solide rempart contre ce type de glissement car elle n'a rien d'une fabrique de concepts, mais consiste à observer et décrire ce qui se montre, se passe et se vit. Sous ce jour la conscience apparaît à chaque fois comme un acte, une saisie, une *prise* de conscience. Toujours en rapport avec un objet (intentionnalité) elle fait mouvement vers lui, le vise, le saisit. Hors du rapport intentionnel la conscience demeure une pure abstraction.

Simple et étourdissante suite de visées intentionnelles, cette conscience en actes s'affiche au cours de nos pratiques. En RD, notamment en RD 1, l'agir corporel occupe le champ mental.

Continuellement la conscience fait mouvement vers telle ou telle zone du corps, tel ou tel geste, telle ou telle action, telle ou telle sensation. Corporéité et intentionnalité s'interpénètrent. Leur union laisse au bord du chemin d'un côté le corps-objet systématisé par le savoir scientifique et, de l'autre, la fiction d'une Conscience pure hors des choses. La notion de *vivance* s'inscrit dans cette approche dynamique. Renvoyant à *vie*, *vital*, *vivace*, elle entérine la présence du corps dans la vie de conscience, c'est-à-dire l'essentielle incorporation du sujet. Plus fondamentale que « *vécu* », la vivance signifie une attitude d'accueil, d'ouverture, de *laisser venir* que l'existant déploie vis-à-vis de sa propre présence. Avec la vivance, et donc les vivances immédiates des sophronisants (et aussi du sophrologue), les rapports inclusifs du corps et de la conscience se donnent à voir et à vivre dans leur plénitude, leur simplicité, leur éclat. Jusqu'au sentiment d'une âpre joie d'être.

Acte de conscience, positionnement de l'attention sur une chose du monde ou de l'âme, l'événement intentionnel n'exclut nullement la dimension de l'inconscient. Comme le remarque Jung, la portée sémantique du terme dépasse de beaucoup le pré carré de telle ou telle théorie de l'inconscient. Basiquement est inconscient *tout* ce qui est non-conscient. N'oublions pas cette ampleur originelle du mot. La notion même de conscience sous-entend un domaine non-conscient. « *Rendre la lumière suppose d'ombre une morne moitié* », rappelle Paul Valéry. L'intense clarté d'un faisceau lumineux ne va-t-elle pas de pair avec les zones d'ombre et la nuit profonde qui l'entourent ? L'inconscient n'est pas le contraire de la conscience, mais son autre, son voisin, son corollaire. La posture descriptive de la Phénoménologie permet d'entrevoir cette proximité à la base même de l'activité consciente. En effet la conscience perçoit toujours la chose qu'elle saisit sur l'horizon d'un arrière-plan vague et indistinct. Un simple examen introspectif suffit à s'en rendre compte. Quand je prends conscience d'un objet matériel, il se détache sur le fond d'un certain environnement spatial et sonore plus ou moins imprécis. Lorsque je me représente une image, elle s'impose avec derrière elle un certain *fond d'écran mental* que je perçois à peine et confusément. À l'aune d'une pleine conscience intentionnelle cet arrière-plan, cette arrière-image, cette arrière-pensée, c'est déjà du non-conscient.

Au XXe siècle le non-conscient a pris la forme culturelle d'un inconscient psychologique. Quelles que soient les différences théoriques entre les écoles, la notion d'inconscient personnel (même recélant des symboles collectifs) se fonde sur l'évidence que toutes les modalités psychiques ne relèvent pas, ou pas seulement, de la conscience. Les rêves, l'imaginaire en général et une multitude de symptômes, depuis la quotidienneté moyenne jusqu'aux psychoses, offrent un accès privilégié à l'inconscient. L'idée de refoulement paraît capitale. Mais, pièce maîtresse de la Psychanalyse freudienne, le *retour du refoulé* via le symptôme ne doit pas faire considérer l'inconscient comme essentiellement pathogène, comme une sorte de diable caché qui tire les ficelles de la vie psychique. Situé hors du champ intentionnel de la conscience, le non-conscient occupe un large pan de notre réalité. Par définition la psyché individuelle, et la vie de conscience qui la rend possible, ne peut pas intégrer la totalité de ce qui se fait et se passe en nous et avec nous. Le refoulement assure alors une fonction hygiénique, régulatrice et protectrice de l'individu. Dans les conditions normales, il ne s'agit pas d'un refoulement excessif, à l'origine de symptômes, mais d'une dynamique *naturelle* et *heureuse*. Tout aussi naturellement et heureusement certains éléments ainsi refoulés viennent ensuite dans le champ de conscience sous la forme d'images oniriques et d'un imaginaire de veille. L'IPSO et P. Marty ont montré que l'équilibre psychique est atteint moyennant ce genre de refoulement modéré qui autorise un retour discret de l'inconscient. La pathologie apparaît seulement quand un refoulement excessif répond à une pression inconsciente elle-même excessive.

Retenons que la vie imaginaire et phantasmatique constitue un bon indice d'équilibre individuel. On constate avec intérêt que la pratique sophrologique favorise l'imagination, la créativité, la sensibilité, l'ouverture au qualitatif et au méditatif. Lors des phénodescriptions en fin de séances les sophronisants mettent en mots des idées et des images (parfois de rêves). Volontiers poétiques et aux antipodes des petites logiques quotidiennes, ces images sont des émergences de l'inconscient.

Leur présence dans le champ mental de la personne, et aussi dans l'espace relationnel de la séance, témoigne d'une aération intérieure. Ces manifestations imaginaires, phantasmatiques au sens originel, ont en elles-mêmes une valeur thérapeutique au moment de la verbalisation. Elles vont dans le sens d'une modification psycho-existentielle. Au départ nos patients sont souvent anxieux, dissociés avec un mental hégémonique et une corporéité atrophiée. Aussi l'intensification de leur vie imaginaire importe grandement. Des vannes s'ouvrent quand la conscience et l'inconscient se rencontrent.

Comme toute notion l'inconscient implique un acte de conscience qui le pose. Déterminer qu'une manifestation procède de l'inconscient et s'origine en lui c'est *prendre conscience* de cet inconscient. En cela il suppose toujours la conscience. Lors de sa détection et de sa reconnaissance, il est l'objet d'une intentionnalité qui le saisit. Conscience et inconscient sont ainsi condamnés au voisinage. Le concept d'un inconscient en soi, intrinsèque, clos sur lui-même ne tient pas plus la route que celui d'une conscience pure, coupée du monde et transcendante. Généralement c'est l'acte de conscience d'un sujet, l'analyste, qui révèle l'inconscient d'un autre sujet, le patient. À son tour celui-ci va prendre conscience de cet inconscient, le sien, qu'on lui désigne. Jamais on n'évite le couple inconscient-conscience. Et Freud l'a toujours affirmé : l'analyse a pour but de rendre conscient l'inconscient en révélant à l'analysant ses propres processus inconscients... Lorsque, au moment de la phénodescription, le sophronisant met en mots des paysages mentaux d'origine inconsciente, il *s'approche* autrement lui aussi. Au fil des séances il s'élargit, grandit, s'approfondit.

Les rapports entre transfert et alliance s'avèrent des plus intéressants. L'alliance renvoie à l'entente, à l'accord, au climat d'empathie et de sympathie qui unit le sujet et le sophrologue. Basé sur une conception énergétique pulsionnelle du psychisme, le transfert est une notion analytique. Il désigne l'actualisation d'un désir inconscient, généralement infantile, qui se reporte vers un autre objet (typiquement une personne). Malgré leurs différences, ces deux lectures de l'altérité de l'autre ne sont pas incompatibles. La réalité humaine les associe, les concilie et les réconcilie. Une opposition formelle s'effondre. Composantes de la rencontre, l'alliance et le transfert se rassemblent en situation sophronique. Compagnonnage et projet mutuel, l'alliance aimante la vie de conscience des personnes. Et il y a aussi forcément du transfert et du contre-transfert dans leur relation qu'on peut légitimement aborder en termes d'inconscient et de désir.

Que peut apporter la Sophrologie aux nombreux praticiens concernés conjointement par le corps, la conscience et l'inconscient ? D'abord sans doute un sens de la globalité et de l'interaction. L'espace véritable de nos pratiques n'est pas *d'abord* l'étendue géométrique, mais un milieu relationnel, qualitatif et interhumain en quoi le corps, la conscience et l'inconscient interagissent. On appellera *espace du logos* ce lieu d'inclusions, cette zone de parole, d'écoute et de sens. Il se dévoile au rythme des métamorphoses psychocorporelles qui interviennent. Cette spatialité est en fait *toujours déjà là.* Mais l'objectivisme et le dualisme régnants nous empêchent de la percevoir dans le déroulé de nos vies. D'où l'intérêt d'une sorte de philosophie pratique ventilée par l'espace du logos. La Sophrologie peut avoir cette fonction. Elle peut aider à ne pas méconnaître l'entièreté des choses et des êtres, à ne pas ignorer les synergies et les circularités. Ainsi elle peut aider le psychothérapeute à ne pas oublier la corporéité et le psychiatre à aborder son patient comme un existant global plutôt que comme l'illustration d'une pathologie donnée et cadrée. Surtout elle peut aider toute personne s'interrogeant sur sa propre présence à rencontrer puis à ne pas perdre de vue l'*espace du logos*.

Notre discipline peut aussi apporter ou renforcer le souci et le respect des *choses mêmes.* Connue en Phénoménologie l'expression désigne les choses du monde, de l'âme et de la vie en tant qu'elles apparaissent et telles qu'elles apparaissent à la conscience. Les respecter, c'est reconnaître leur primauté de *phénomènes.* Cette attitude se retrouve dans la posture du sophrologue. Il accueille lui aussi les phénomènes (demandes des patients, leurs manières d'être, leurs vécus). Elle peut influencer avantageusement bien des praticiens et bien du monde en général. Le souci et le respect des *choses mêmes* font un excellent garde-fou contre l'esprit de systèmes, les ivresses théoriques dans le vide et les purs jeux d'idées.

Également notre art peut légitimement inspirer une réelle confiance dans les ressources de la personne humaine. Appuyée sur la vivance, l'alliance et la globalité du logos, la démarche sophrologique ne consiste-t-elle pas à faire prendre conscience au sujet de sa solidité, de ses capacités, de ses propres possibilités ? Une telle reconnaissance se gagne au long d'un travail sur la corporéité et aussi, explicitement ou implicitement, sur la proximité ou l'émergence de l'inconscient. S'agit-il de thérapie ? Assurément, mais il faut s'entendre sur le mot et sans doute élargir sa signification. Même insérée dans un contexte pathologique précis, la Sophrologie ne délivre pas de soin au sens habituel. Elle propose une expérience existentielle de médiation psychocorporelle. Notons que la racine indo-européenne *med*, présente dans « *médiation* » et « *méditation* », évoque certes le milieu, mais aussi le fait de soigner, de traiter un trouble. En cela et qu'elle intervienne dans un cadre officiellement thérapeutique ou non (par exemple hygiénique, pédagogique ou prophylactique), l'aventure sophronique assure toujours une thérapie. Mais il s'agit d'une thérapie de l'*homme entier* cher à Socrate dans le « *Charmide* », d'une thérapie de sa présence et de son être : littéralement d'une *onto-thérapie*. Telle une médecine qui stimule les défenses immunitaires d'un organisme, elle mobilise les ressources propres d'un individu. Or, ayant pratiqué la Sophrologie pendant 30 ans en cancérologie, j'ai constaté jour après jour que les êtres humains en ont des ressources et des capacités !

À l'occasion de son cinquantenaire, je prendrai quelques secondes pour un bref hommage à la SFS. Je l'ai rencontrée voici 26 ans. À cette époque le milieu sophrologique de ma région brillait surtout par son sectarisme. La SFS m'a montré un tout autre visage de notre discipline – celui d'une Sophrologie ouverte, plurielle, intégratrice d'expériences multiples, attentive à des approches diverses de haut niveau, consciente de se situer elle-même à une zone de confluences et d'influences. La SFS m'a offert un lieu d'échanges, de réflexions, de projets et aussi d'amitiés. Mais peut-être surtout j'ai apprécié son refus des simplismes et des raccourcis (attitude de plus en plus rare à une époque où des slogans et des idées sommaires tiennent souvent le haut du pavé). Je lui dis donc un grand merci en souhaitant qu'elle soit pour longtemps cet endroit de qualité où l'on peut *frotter sa cervelle à celles des autres*. Ce qui, selon Montaigne, fait l'intérêt de la vie.

LES DESSUS, DESSOUS, PAR-DESSUS, PAR-DESSOUS DE LA SOPHROLOGIE

Chantal BIWER

En 1980, j'intègre le service de psychiatrie adulte du professeur MARIN au centre psychothérapique, unité de suite du service fermé du CHU de DIJON.

C'est là que la sophrologie et la bioénergie me sont en quelque sorte « tombées dessus » et ont déclenché le sujet de ma conférence : « *Les dessus dessous, par-dessus par-dessous de la sophrologie* ». J'y adjoindrai par moment l'art-thérapie pour avoir été amenée à associer ces deux disciplines. La complémentarité de leur portée thérapeutique s'est avérée bénéfique dans la prise en charge des pathologies mentales telles que les psychoses et les névroses graves.

En voici l'histoire :

Au-dessus il y a la volonté du professeur MARIN, chef du service de psychiatrie au CHU. Nous sommes en 1970, en plein renouveau de la prise en charge des maladies mentales. Au centre psychothérapique, le professeur installe un fonctionnement institutionnel pour l'ensemble du travail soignant, sous la forme d'une réunion où une réflexion transversale hebdomadaire sur le projet thérapeutique de chaque patient est menée. C'est la colonne vertébrale du projet thérapeutique du service. Il amène également une animation culturelle très proche des principes de l'art-thérapie. Il pratique et y fait pratiquer la sophrologie et la bioénergie. Il pose sa blouse blanche. Il met sa fonction de chef de service entre parenthèses pour aller animer l'atelier de bioénergie. Du jamais vu au CHU à ce niveau de fonction.

Cette prise en charge psychocorporelle des patients est qualifiée de révolutionnaire et fait parler d'elle jusqu'à l'école d'infirmière... Que peut bien se cacher au-dessous de cette rumeur un peu sulfureuse ?

J'entreprends mes études d'infirmière en 1972. La relation soignants-soignés est limitée aux échanges techniques indispensables à la surveillance du traitement. Voir un professeur de médecine prendre ses patients à bras le corps pour les soigner attirait mon attention et ma curiosité d'élève. Je décide de demander à effectuer mon stage en psychiatrie au centre psychothérapique en 1974. Les élèves infirmiers ne sont pas admis dans les séances de bioénergie. Cela ne m'a pas paru normal, je suis repartie avec une ouverture d'esprit, qui donne envie de comprendre la maladie mentale. Je découvre la possibilité de soigner avec les jeux, le sport, le dessin, mais aussi par le corps avec cette bioénergie et la sophrologie qui peut calmer les angoisses et aider la psychothérapie par la parole. Les soins en psychiatrie prennent en compte la personne dans sa globalité. Je suis heureuse d'avoir découvert l'originalité pleine de bon sens du professeur MARIN. Pour autant je ne décide pas de commencer ma carrière d'infirmière par la psychiatrie, mais par la médecine, puis la chirurgie. J'éprouve le besoin de me sentir à l'aise avec les gestes techniques, mon souci étant leur exécution sans entraîner de douleur chez le patient. J'en aurai bien besoin quand j'aurai à exécuter des soins techniques aux malades mentaux. Les injections de neuroleptiques et leur surveillance sont devenues une part importante du rôle infirmier en psychiatrie.

En dessous de cet ordre apparent où, de 1975 à 1978 où je fais mon métier, court le désir de faire une place à ma passion du théâtre. Je quitte Dijon pour Paris. Je m'inscris à la faculté de théâtre de Vincennes. Je prends un poste d'infirmière à l'hôpital américain par choix. Là l'infirmière ne fait aucun acte technique. Son rôle est dévolu aux soins du corps et à la relation. Là je suis au plus près de la manière dont Virginia ANDRESON a pensé notre métier. La vie parisienne ne me plaît pas. Je décide de revenir sur DIJON. J'intègre l'unité psychiatrique du professeur MARIN avec l'objectif d'y créer un atelier théâtre. Avec comme bagage, le travail d'acteur que j'ai acquis durant l'année, l'apport théorique de mon cours sur la fonction du théâtre dans la société. La mode est de faire entrer la pratique du théâtre dans des centres de soins, pour ses vertus thérapeutiques cathartiques.

Mon projet est bien accueilli par le professeur qui me donne à lire une thèse de médecine où figurent les applications thérapeutiques de la catharsis. Par contre la cadre de santé ne retient pas mon projet. Elle me propose d'animer l'atelier gymnastique avec un collègue. Elle accepte que j'intègre l'atelier de bioénergie, pour aider l'animatrice aux côtés d'étudiants en psychologie, stagiaires dans l'unité. Je peux aussi participer aux séances de sophrologie si la charge de travail dans le service le permet. Voilà que mon diplôme d'infirmière me sert de sésame.

J'ai comme l'impression de m'être installée dans un faisceau de circonstances qui réalise un cocon de gestation propice pour aller à la rencontre de la spécialité la plus singulière de la médecine : la souffrance mentale.

Ma participation de ma place d'infirmière dans l'atelier de bioénergie et de sophrologie m'amène naturellement à me poser des questions telles que : quels sont les modes d'action des exercices de relaxation dynamique et de bioénergie en fonction des pathologies ? Comment lire les vécus corporels en termes d'évolution et de suivi d'une séance à l'autre ? Et bien d'autres encore…

Sur mes deniers personnels, en plus de mon travail d'analyse didactique, je vais participer aux journées pour l'étude de la conscience, organisées par le docteur Jacques DONNARS. Elles sont destinées à la formation des praticiens en bioénergie et en sophrologie en complément des cours théoriques.

À côté de cela, dans mon travail infirmier journalier, j'accompagne les patients à l'atelier où chacun peut donner libre cours à son besoin d'écrire sur les murs, de pousser la chanson, de danser, de se laisser aller à sa peine, sous le regard contenant de l'animatrice chargée de contenir tant bien que mal ce lieu de ré-recréation… J'observe les changements d'attitudes qu'un tel cadre peut laisser voir du besoin, et de la capacité d'expression que les patients peuvent mettre en œuvre, dans cet atelier visiblement à ne rien faire, mais où il se passe tellement de choses. J'y vois la place de mon projet d'atelier théâtre… La vie me fait découvrir l'art-thérapie. Comme l'animatrice parle de prendre sa retraite, comment ne pas rêver de prendre sa suite… Je me sens à ma place avec les outils de l'art et du psychocorporel dans ma trousse d'infirmière en santé mentale.

J'ai l'intuition d'un lien possible entre ces deux disciplines, par le corps, à mettre au centre du projet thérapeutique ! Pour ne rien vous cacher, j'anime l'atelier gymnastique, et j'y ai déjà introduit des exercices tout simples sur la prise de conscience de l'espace, du temps, du corps. L'enracinement, la présence à soi et aux autres y est pratiquée par des déplacements effectués par la marche, avec des consignes toutes simples. J'observe l'adhésion des patients des plus récalcitrants à mes dispositifs et les effets d'apaisement, qu'ils confient à la visite, commencent à venir : tel ce patient dépressif au dernier degré, qui demande d'aller en permission dans sa famille, car : « il a pu rire, pendant l'atelier gymnastique ».

Portée par ces effets de mieux-être éprouvés par les patients, je trouve les arguments pour faire des demandes de formations.

Ainsi entre 1980 et1986 j'effectue une formation en art-thérapie à L'AFRATAPEM à Tours. Une formation de sophrologie à l'école pour l'étude de la conscience auprès de Jacques et Alain DONNNARS.

Voilà l'histoire de l'origine des dessus-dessous de ma pratique de la sophrologie auprès des malades mentaux.

Qu'est-ce que ces formations ont mis en lumière ?

Mes formations m'ont amené à proposer un cadre institutionnel aux ateliers pour permettre leur intégration dans le projet thérapeutique du patient. À partir de 1987 l'art-thérapie et la sophrologie feront l'objet d'une prescription médicale. Ce geste en direction des patients m'a fait me démarquer malgré moi, du groupe infirmier. Un conflit de loyauté entre les patients et mon groupe d'appartenance professionnel était né. Cela prenait des allures de jalousie, en fonction du contenu des observations rapportées en synthèse sur le travail de sophrologie et d'art-thérapie. N'oublions pas que dans la tradition l'infirmière exécute les ordres et se soumet à deux autorités : celle du médecin et de son cadre. La parole de l'infirmière est portée par la cadre auprès du médecin. En psychiatrie, le professeur MARIN avait cassé ces codes pour, au contraire, recueillir la parole de l'ensemble de son personnel invité à participer aux réunions de synthèse. La pénibilité du travail infirmier finit par rendre muet.

Les choses se sont améliorées *par l'application du décret infirmier de 1993 qui énumère trois cas d'interventions de l'infirmier : rôle propre, intervention sur prescription médicale et intervention en collaboration avec le médecin. De la même manière, la relation ne se limite pas à un geste technique, mais va bien au-delà. C'est une prise en charge globale du patient. On tient compte de la santé physique du patient, mais aussi de la dimension psychologique des souffrances.*

La parole de l'infirmier a pris corps. En 1992, à l'ouverture du CATTP toutes les actions de soins ont fait l'objet d'une prescription médicale.

Ainsi, au-dessus : jusqu'en 1996 le professeur MARIN a contribué, par son travail de collaboration avec les cadres infirmiers, à me permettre de pratiquer la sophrologie et l'art-thérapie sur mon temps de travail infirmier, mais dans un espace dédié à leur pratique. Cela pouvait renvoyer à mes collègues un sentiment d'absence de ma part. Malgré moi je créais « un privilège légitime » au regard du décret infirmier, qui ne me permettait pas de pratiquer de tels soins. Seulement ils ne sont pas interdits non plus, car depuis la suppression du diplôme d'infirmier psychiatrique, il est important d'assurer la relève et de travailler à un nouveau décret.

Heureusement quand il y a une évolution d'un patient, chacun prend sa part de satisfaction, il est toujours question à l'hôpital de la valorisation du travail d'équipe. Ainsi, pour monsieur K porteur d'une psychose infantile, en hospitalisation complète depuis 8 ans, quelle n'a pas été la joie de tous quand il a demandé à aller en séjour de vacances thérapeutiques. « *Oui, je ne crie plus la nuit* », dit-il à la visite. Depuis qu'il vient dessiner en atelier d'art-thérapie et de sophrologie « *où il apprend à bien se tenir tranquille en prenant un bon petit café, je vais beaucoup mieux* ».

Entre 1983 et 1990, 3 heures par semaine sont allouées à la sophrologie et à l'art-thérapie. Les cas les plus insolubles me sont adressés.

De 1990 à 1993, je suis affectée sur le poste de l'animatrice, sur la totalité de mon temps de travail. Je mets en place en collaboration avec mon cadre infirmier, un atelier théâtre, de danse, d'art plastique, de chant, de sophrologie, j'organise une fête de carnaval.... Allez savoir pourquoi ce détachement garde un goût de privilège ? Alors que, au quotidien, je prends en charge seule des patients qui viennent faire la pratique de leur choix, sur prescription médicale, institutionnelle, ou personnalisée. Ils entrent dans des dispositifs thérapeutiques qui les mettent psychiquement en mouvement. Je fais des comptes-rendus oraux et par écrit à mes collègues, afin qu'ils aient les éléments pour surveiller les patients et prendre part à leur évolution. La cause ? Sans doute, la lourdeur de leur pathologie, son aspect de chronicité sont très difficiles à détrôner dans l'économie journalière, de la charge de travail institutionnel de mes collègues que je comprends par ailleurs. L'art-thérapie et la sophrologie sont vécus comme des distractions où « *je prends du bon temps* ». Mon travail est un peu à l'image de celui du pianiste, qui doit faire ses gammes 6 heures par jour pour jouer en concert, mais qui s'en rend compte ? Tenir un cadre, installer le patient dans l'espace ainsi créé, et accueillir ce qu'il peut y exprimer demande calme, écoute et force intérieure. Qui s'en rend compte ?

En psychiatrie les patients savent magistralement exprimer leur mal-être. Très rarement leur mieux-être qui, s'il s'installe en eux, se fait de manière imperceptible. Une prise de conscience demande des années pour s'élaborer. J'en ai vécu, elles m'ont bien servi dans mes moments de traversée du désert.

Aussi j'adopte la position de laisser ces dessus-dessous suivre leur cours, afin de garder mon énergie pour mes objectifs de soin.

En 1993, le centre psychothérapique ferme ses portes. Je suis affectée au CATTP OSIRIS, qui va permettre la continuité des soins de suite, nécessaire après la phase aiguë de la maladie. Je reprends une place d'infirmière dans l'équipe, où la place de l'art-thérapie et de la sophrologie va être adaptée aux nouveaux besoins du projet thérapeutique du service. Je consacrerai en moyenne la moitié de mon temps de travail à l'art-thérapie et à la sophrologie. L'autre moitié sera consacrée aux accueils des patients.

Tandis qu'au-dessous, c'est-à-dire à l'intérieur des ateliers, mes formations m'ont permis de structurer un cadre d'intervention, je fixe aux patients mon champ d'action et ses limites. Je construis des dispositifs d'exercices capables de répondre aux besoins spécifiques des pathologies. Tel que le travail sur les enveloppes corporelles, l'intégration du schéma corporel, de l'image du corps, par et dans le mouvement en sophrologie. Je travaille sur la notion trace en art-thérapie... Sans relâche je recherche, remets en cause ma pratique, grâce à ma supervision analytique indispensable, pour réajuster mes postures de soin et réfléchir sur la portée thérapeutique de mes processus thérapeutiques.

En 1992 Alain DONNARS m'invite à prendre la parole au congrès de sophrologie pour y parler de mon travail. J'ai relevé le défi. Cela m'a mise sur le chemin de la réflexion à partager devant un public. Cela a contribué, à soutenir un certain niveau d'exigence dans ma démarche thérapeutique, où je me représentais être ou ne pas être en capacité de défendre mon propos, devant une assemblée de thérapeutes avertis.

Passons au par-dessus et par-dessous de la sophrologie.

Par-dessus il y a la richesse des enseignements dispensés à l'école pour l'étude de la conscience et notamment « *les journées de pratique et de connaissance du corps* » crées et animées par le docteur DONNARS. Nous abordons la connaissance du corps humain par des exercices de relaxation dynamique, de bioénergie, de psychodrame. Des exposés où l'anatomie, la physiologie, mais aussi la culture concernant chaque partie du corps humain est visitée. L'appropriation et la connaissance intime de notre corps sont indispensables à la pratique de la sophrologie, de la bioénergie et de la Transe Terpsichore Thérapie, pour Jacques DONNARS. Ce travail rigoureux m'a permis de pouvoir aller à la rencontre du corps des malades mentaux, à partir de mon corps ancré, habité, capable d'empathie. J'ai pu adapter ma pratique de la sophrologie à leurs besoins d'édification et de structuration de leur image, de leur corps. De comprendre la prégnance de leur symptomatologie psychique, dans et par leur corps. De créer des dispositifs de relaxation dynamique adaptés à cette réalité. Cela m'a donné le goût de mettre en lien l'art-thérapie et la sophrologie, sur des démarches de soins qui mettent le processus de création au centre du travail thérapeutique.

Par-dessous ? Il y a le soulèvement intérieur que crée la sophrologie. Concrètement, dans les pratiques, c'est bien le bras, la jambe, que le sophrologue propose au patient de soulever, pour le mettre en mouvement. Il a fallu 4 ans de pratique à un patient touché par une schizophrénie pour décoller les bras de son corps et exprimer son choix de ne pas le faire, puis de le faire. La sophrologie est venue créer un soulèvement dans les strates de la conscience de ce patient. Il a mis le temps qui lui était nécessaire pour mettre en lumière ce que cette action de soulever son bras pouvait susciter comme souffrance psychique enkystée dans ses tissus mêlés, entremêlés à celui de ses pensées...

Je vous invite à lire le catalogue de l'exposition *LE SOULÈVEMENT* de Georges DIDI HUBERTMANN, qui a sous-tendu l'écriture de cette conférence.

Pour ce cinquantième anniversaire la Société Française de Sophrologie sur le thème corps – conscience – inconscient, c'est le moment d'aborder le monde des profondeurs qui réside en dessous, en dessus, par en dessous.

Dans ces prises en charge au long cours, la pratique de la sophrologie peut réaliser des effets thérapeutiques aussi spectaculaires et enchanteurs que l'histoire de la madeleine de PROUST.

Je vous laisserai lire dans notre ouvrage collectif intitulé *Métasophrologie*, l'histoire thérapeutique de madame G. Ici je vais vous proposer de vous lire dans le texte l'histoire de la madeleine de Marcel PROUST, tel que vous pourriez la lire, dans son ouvrage *Du côté de chez Swann*.

C'est jour de fête ! Ma conférence clôture le congrès.

Je vais mettre au service de ma lecture une intentionnalité, que j'ai exercée tout au long de ces deux jours, en réalisant les petits impromptus de mon clown « Augustine », associé au clown d'Isabelle « Étoile filante » sur le thème de la cure thermale.

Marcel PROUST (1871 – 1922)
Du côté de chez Swann, « Combray »

De même que Chateaubriand, le narrateur de la Recherche voit tout un monde réapparaître, à l'occasion d'une sensation, par l'empiétement du passé sur le présent dont l'expérience est « une puissante joie ».

« Il y avait déjà bien des années que, de Combray, tout ce qui n'était pas le théâtre et le drame de mon coucher, n'existait plus pour moi quand un jour d'hiver, comme je rentrais à la maison, ma mère, voyant que j'avais froid, me proposa de me faire prendre, contre mon habitude, un peu de thé. Je refusai d'abord et, je ne sais pourquoi, me ravisai. Elle envoya chercher un de ces gâteaux courts et dodus appelés petites madeleines, qui semblent avoir été moulés dans la valve rainurée d'une coquille Saint-Jacques. Et bientôt, machinalement, accablé par la morne journée et la perspective d'un triste lendemain, je portai à mes lèvres une cuillerée de thé où j'avais laissé s'amollir un morceau de madeleine. Mais à l'instant même où la gorgée mêlée des miettes du gâteau toucha mon palais, je tressaillis, attentif à ce qui se passait d'extraordinaire en moi. Un plaisir délicieux m'avait envahi,

isolé, sans la notion de sa cause. Il m'avait aussitôt rendu les vicissitudes de la vie indifférentes, ses désastres inoffensifs, sa brièveté illusoire, de la même façon qu'opère l'amour, en me remplissant d'une essence précieuse : ou plutôt cette essence n'était pas en moi, elle était moi. J'avais cessé de me sentir médiocre, contingent, mortel. D'où avait pu me venir cette puissante joie ? Je sentais qu'elle était liée au goût du thé et du gâteau, mais qu'elle le dépassait infiniment, ne devait pas être de même nature. D'où venait-elle ? Que signifiait-elle ? Où l'appréhender ? Je bois une seconde gorgée où je ne trouve rien de plus que dans la première, une troisième qui m'apporte un peu moins que la seconde. Il est temps que je m'arrête, la vertu du breuvage semble diminuer. Il est clair que la vérité que je cherche n'est pas en lui, mais en moi.

Mais sentant mon esprit qui se fatigue sans réussir, je le force au contraire à prendre cette distraction que je lui refusais, à penser à autre chose, à se refaire avant une tentative suprême. Puis une deuxième fois, je fais le vide devant lui, je remets en face de lui la saveur encore récente de cette première gorgée et je sens tressaillir en moi quelque chose qui se déplace, voudrait s'élever, quelque chose qu'on aurait désancré, à une grande profondeur : je ne sais ce que c'est, mais cela monte lentement ; j'éprouve la résistance et j'entends la rumeur des distances traversées.

Certes, ce qui palpite ainsi au fond de moi, ce doit être l'image, le souvenir visuel, qui, lié à cette saveur, tente de la suivre jusqu'à moi. Mais il se débat trop loin, trop confusément ; à peine si je perçois le reflet neutre où se confond l'insaisissable tourbillon des couleurs remuées ; mais je ne peux distinguer la forme, lui demander, comme au seul interprète possible, de me traduire le témoignage de sa contemporaine, de son inséparable compagne, la saveur, lui demander de m'apprendre de quelle circonstance particulière, de quelle époque du passé il s'agit.

Arrivera-t-il jusqu'à la surface de ma claire conscience, ce souvenir, l'instant ancien que l'attraction d'un instant identique est venue de si loin solliciter, émouvoir, soulever tout au fond de moi ? Je ne sais. Maintenant je ne sens plus rien, il est arrêté, redescendu peut-être ; qui sait s'il remontera jamais de sa nuit ? Dix fois il me faut recommencer, me pencher vers lui. Et chaque fois la lâcheté qui nous détourne de toute tâche difficile, de toute œuvre importante, m'a conseillé de laisser cela, de boire mon thé en pensant simplement à mes ennuis d'aujourd'hui, à mes désirs de demain qui se laissent remâcher sans peine.

Et tout d'un coup le souvenir m'est apparu. Ce goût, c'était celui du petit morceau de madeleine que le dimanche matin à Combray (parce que ce jour-là je ne sortais pas avant l'heure de la messe), quand j'allais lui dire bonjour dans sa chambre, ma tante Léonie m'offrait après l'avoir trempé dans son infusion de thé ou de tilleul. La vue de la petite madeleine ne m'avait rien rappelé avant que je n'y eusse goûté ; peut-être parce que, en ayant souvent aperçu depuis, sans en manger, sur les tablettes des pâtissiers, leur image avait quitté ces jours de Combray pour se lier à d'autres plus récents ; peut-être parce que, de ces souvenirs abandonnés si longtemps hors de la mémoire, rien ne survivait, tout s'était désagrégé ; les formes – et celle aussi du petit coquillage de pâtisserie, si grassement sensuel sous son plissage sévère et dévot – s'étaient abolies, ou ensommeillées, avait perdu la force d'expansion qui leur eût permis de rejoindre la conscience. Mais, quand d'un passé ancien rien ne subsiste, après la mort des êtres, après la destruction des choses, seules, plus frêles, mais plus vivaces, plus immatérielles, plus persistantes, plus fidèles, l'odeur et la saveur restent encore longtemps, comme des âmes, à se rappeler, à attendre, à espérer, sur la ruine de tout le reste, à porter sans fléchir, sur leur gouttelette presque impalpable, l'édifice immense du souvenir. »

En guise de conclusion

Cette histoire a un effet de signe-signal : « la madeleine de Proust » dans la pratique de séance de sophrologie minute.... vous ne trouvez pas ?

Tout le monde connaît ou finit par connaître l'histoire de la madeleine, sans en avoir lu le texte… ça marche comme un conte !

Cette histoire permet une empathie spontanée et une identification aisée avec le personnage et la personne de Marcel PROUST, par la force de son écriture.

Elle permet de rentrer facilement dans la réflexion que peut mener tout sophrothérapeute dans l'exercice de son métier : savoir écouter, laisser la place à la réflexion, laisser observer, se souvenir, savoir accueillir le sens, qui peut finir par prendre forme, à force de répétition d'exercices ; qui restaure, et instaure un ordre nouveau dans l'économie psychocorporelle de la personne.

Si la sophrologie n'a pas vocation d'analyse par la parole, elle l'a par le corps.

Le corps, c'est la chaîne signifiante de la proprioception, la perception, le senti, le ressenti, par les cinq sens, par les émotions, pour aller vers le vécu à vivre, puis à imprimer puis à exprimer verbalement une forme de pré ou de symbolisation. Pour faire ultérieurement l'objet d'une reprise en psychothérapie.

Ce texte nous laisse percevoir l'exigence du placement de la voix, de la respiration, nécessaire à sa lecture pour en laisser échapper sa poésie.

Ce texte nous laisse entendre une notion chère au sophrologue : la prise de conscience qui contient en son sein son effet cathartique, de transformation du symptôme, jusqu'à sa possible disparition.

C'est une prise de conscience qui vient du corps.

Elle permet d'avoir accès aux interactions complexes entre la part organique et psychique qui se vivent dans notre corps, à notre insu, qui peuvent devenir conscientes.

Notre éducation et notre culture placent notre corps en dessus ou en dessous de tout. Elle y porte son regard, soit par en dessus, soit par en dessous. Ainsi nous pouvons être, sens dessus dessous !!!!

Merci de votre attention.

CLÔTURE DU CONGRÈS

Claudie TERK-CHALANSET

Eh bien, nous voilà parvenus au terme de ces journées. Soufflons donc les bougies d'anniversaire, et remercions ceux qui ont rendu possible l'événement. J'y reviendrai.

Vous allez chacun retrouver le cours de vos vies, un peu réchauffés peut-être par ces échanges, ces paroles, ces émotions et leur partage, loin des violences du monde, comme des bribes de réponses à des questions que nous n'osons pas nous poser.

« *C'est une chose étrange à la fin que le monde* », écrivait un célèbre académicien, reprenant un poème d'Aragon : « *Les yeux de la mémoire* ». La question d'aujourd'hui serait plutôt : Où va-t-il ce monde ? Que pouvons-nous faire pour le comprendre, peut-être même pour en supporter parfois la dureté, l'inhumanité ?

À la fois, nous ne pouvons nier être fragilisés par les évènements en cascade se succédant ces dernières années, nous laissant l'amère impression de menaces occultes, obliques, dont chacun peut être la victime. Mais fragilisés aussi sans en avoir claire conscience par les constantes obligations de résultats auxquelles nous sommes soumis et leur inflation continuelle.

Pour le psychanalyste Carlo Strenger, ce sont des sortes de « *Bourses du Moi* » qui, comme à Wall Street, déterminent notre valeur. Nombre d'amis, de contacts sur les réseaux sociaux, nombre de publications… Et cette injonction « *Just do it* », illusions d'un moi sans limites. Ou aujourd'hui « *Make America great again* ».

Alors peut-être la pratique de la sophrologie qui nous permet, nous appuyant sur un moi corporel de sensations, d'émotions et de découvertes, de se recentrer sur une vérité intérieure, peut-elle fonctionner comme garde-fou.

Serait-ce cela sa première dimension thérapeutique, s'adresser à nous d'abord ? Et puis, pour être utile à nos patients, éviter, disaient Jacques Donnars et François Gay, de se prendre pour ce que l'Autre projette sur nous. L'incarner, mais sans en être dupes, et surtout, cet Autre, le considérer comme sujet.

Essentiel pour cela… être au clair avec soi-même.

Rappelons-nous aussi ce qui a été reproché à la psychanalyse. Pour éviter les écueils du transfert, on a créé « *l'alliance sophronique* », cette alliance avec le patient étant de nature à laver la relation de toute tentation de pouvoir.

Aujourd'hui, la psychanalyse change, et dans son séminaire et un livre qui vient de paraître, Juan David Nasio, fidèle lacanien, affirme : « *Oui, la psychanalyse guérit* », et « *ce n'est ni par ce que l'analyste sait, ni par ce qu'il dit, ni par ce qu'il fait* », mais seulement par « *ce qu'il est* », et même ajoute-t-il, « *par ce qu'il est inconsciemment* ».

Ne souhaitons-nous pas que cela puisse également s'appliquer à notre sophrologie d'aujourd'hui ? Guérir, un but ambitieux, certes, mais qui commence pour nous sophrologues, par reconnaître et enrichir les ressources propres de la personne, ses capacités, lui permettre d'affronter le Réel, et de réagir par une action réussie à toute situation nouvelle.

Intelligence adaptative peut-être, mais en phase avec le monde d'aujourd'hui et ses turbulences. Elle aide à vaincre ses peurs. Comment, à partir d'un socle commun de connaissances, de références, pouvons-nous chacun développer créativité, sensibilité, intuition… ? Comment innover à l'intérieur du cadre ?

Soyons ces « *créateurs de rencontres* », comme il l'avait été joliment dit, pour qu'à chaque fois, il se rejoue quelque chose de frais et d'inédit. Allons chercher la vie là où elle palpite, apprenons à la réveiller quand elle est en sommeil, à redonner le goût, et il nous faut là assumer la banalisation, le goût du bonheur à ceux qui l'ont oublié.

Seules cette surprise, cette découverte, et elles seulement, nous aideront à être fiers de nos techniques et de leur impact, elles qui allient poésie et efficacité. Très soucieuse de déontologie, je demeure toutefois dans la crainte du devenir d'une discipline dont la réussite présente des dangers, même si à l'évidence elle doit subir métamorphoses et métaphores. Soyons donc irréprochables !

Mais puisque cet anniversaire est celui de la Société Française de Sophrologie dont les témoignages nous ont conté les prémisses, les tâtonnements, les avancées de ceux qui en ont été les acteurs – ces cinquante années en sont l'illustration –, nous avons peut-être gagné certains droits.

Le droit de louer quelques-unes des valeurs qui ont présidé à son développement, et le devoir corollaire d'y veiller.

Une certaine éthique, un esprit d'ouverture, tant de questions posées, sinon résolues, de thèmes abordés dans nos congrès.

Cet idéal vers lequel nous tendions, et les changements en marche, avons-nous réussi à les promouvoir, à en être garants ? À vous de le dire, de vous y reconnaître et de continuer. Continuer à enrichir la recherche, à inventer, à créer de nouveaux concepts, et à se les approprier.

C'est ce qui vient d'être fait, magistralement, dans cette nouvelle Bible au titre ambitieux : « *Métasophrologie* » déjà publiée ou en passe de l'être. Cette œuvre collective passionnante, à la fois théorique et clinique, est le résultat de trois années de travail, rencontres, réflexions personnelles, collaboration entre les auteurs, nos amis, dans l'ordre alphabétique :

Chantal Biwer
Claude Chatillon
Agathe Delisle
Benoit Fouché
Véronique Rousseau- Barasz
et avec la collaboration de Gérard Thouraille.

Vous les avez souvent entendus en conférence, cet ouvrage de référence est issu pour chacun de leur pratique et de leur expérience. Leur théorisation tient compte des toutes nouvelles données rendues incontournables par les découvertes des neurosciences. Cet ouvrage, vous le verrez, fait honneur à la sophrologie et à la SFS.

Il illustre parfaitement ce dont ils parlent, que le travail à plusieurs, et donc l'intelligence collective, dépasse la somme, l'addition des intelligences individuelles.

Il me reste à vous remercier, les uns et les autres, de votre présence attentive, l'université René Descartes, Faculté de Médecine de Paris qui rappelle à certains d'entre nous de jeunes souvenirs, pour son accueil. Tous les conférenciers pour la qualité de leurs interventions qui seront comme chaque année, publiées par les éditions L'Harmattan, en tout cas, pour tous ceux qui l'ont autorisé.

Avec bien entendu, une reconnaissance toute particulière pour nos prestigieux conférenciers venus de si loin, et qui nous ont enchantés :

Exaltant, pour Guy CORNEAU, nos capacités de réparation intérieure, et même d'autoguérison, qui enrichissant notre présence à nous-mêmes, ne demandent qu'à être activées, et débouchent sur la joie.

Adalberto BARRETO, quant à lui, à travers sa thérapie communautaire, crédite le groupe de savoir-faire et de compétences acquis au cours d'expériences de vie, qui sont à elles seules thérapeutiques.

Les deux conférenciers, je crois, nous enseignent à faire de nos fragilités des forces, peut-être même des forces de combat.

Qu'ils en soient remerciés chaleureusement.

J'aimerais aussi transmettre à tous les organisateurs le sentiment de notre gratitude pour leur dévouement sans faille, et le temps consacré, toujours bénévolement, à ce congrès, important s'il en est.

Le but étant de faire progresser la diffusion, la lisibilité, l'impact de nos actions, tout cela étant annoncé sur le site de la SFS, remanié et modernisé par notre webmaster Mr Jean-Pierre Barasz.

Eh bien voilà, pour terminer, c'est Norbert Cassini qui nous avait offert l'année dernière comme un cadeau cette citation africaine : « *Tout seul on va plus vite, ensemble on va plus loin* ».

LISTE DES INTERVENANTS

Adalberto BARRETO
Ethnopsychiatre, Professeur de Santé Communautaire à l'Université Fédérale du CEARÀ, Brésil, Créateur de la méthode TCI

Chantal BIWER
Art-thérapeute, Sophrologue, Membre du CA de la SFS

Jean-Pascal CABRERA
Enseignant, Sophrologue, Membre du CA de la SFS

Claude CHATILLON
Présidente de la SFS, Sophrothérapeute, Présidente de l'Institut de Sophrologie de Paris

Patrick-André CHÉNÉ, Gynécologue-accoucheur, Sexologue, Membre de la SFS, Directeur de l'école Académie de Sophrologie de Paris

Hervé COHEN
Audioprothésiste Amplifon

Jean-Luc COLIA
Sophrothérapeute existentiel, Vice-président de la SFS, Formateur et Directeur des écoles de Sophrologie Existentielle (Bordeaux, Paris, Colmar)

Isabelle FONTAINE
Psychologue clinicienne, Sophrothérapeute, Membre du CA de la SFS

Benoit FOUCHÉ
Médecin, Psychothérapeute, Sophrothérapeute, Trésorier de la SFS

Michèle FREUD
Psychothérapeute, Sophrothérapeute, Directrice de l'école Michèle Freud, Membre de la SFS

Yannick FRIEH
Sophrothérapeute titulaire du CEP, Psychopraticien en Sophrologie existentielle, Directeur des écoles de Sophrologie Existentielle (Bordeaux, Paris, Colmar), Membre de la SFS

Yannick JOUAN
Médecin, Sophrothérapeute, Psychosomaticien, Membre de la SFS

Gilles PENTECÔTE
Médecin, Sophrologue, Secrétaire général adjoint de la SFS

Véronique ROUSSEAU-BARASZ
Vice-présidente de la SFS, Psychologue clinicienne, Sophrothérapeute

Claudie TERK CHALANSET
Vice-présidente de la SFS, Psychanalyste, Sophrothérapeute

Gérard THOURAILLE
Philosophe, Sophrothérapeute, Membre de la SFS

Michel VERTALLIER
Médecin ORL, Sophrologue, Membre de la SFS

TABLE DES MATIÈRES

Psychologie et psychanalyse

aux éditions L'Harmattan

Dernières parutions

HYPNOSE ET FÉMINITÉ
Actes du 8e Congrès de l'Association européenne des praticiens d'hypnose
Sous la direction de Djayabala Varma
Cet ouvrage est consacré à des problèmes essentiellement féminins et à leurs résolutions. Les traumatismes non résolus du passé entretiennent des émotions désagréables ou des comportements inappropriés. Ainsi, des événements traumatiques peuvent causer une dépression ou une anxiété généralisée. La négligence des parents, aussi, ou des abus sexuels intrafamiliaux, peuvent aboutir, entre autres, à un sentiment de vulnérabilité ou à des troubles du comportement. L'hypnose et les techniques de psychologie de l'énergie permettent de traiter efficacement ces problèmes.
(15.50 euros, 138 p.)
ISBN : 978-2-343-11786-7, ISBN EBOOK : 978-2-14-003334-6

DE LA CRÉATION EN ART ET LITTÉRATURE
Morin Michelle - Préface d'Alberto Eiguer
L'auteur s'interroge sur le processus créateur : pourquoi et comment un créateur conçoit-il une œuvre littéraire, picturale ou musicale ? Gounod, Wagner, Cézanne, Van Gogh, Egon Schiele, Camille Claudel, Virginia Woolf : autant d'exemples qui seront analysés avec méthode. La création est une voie royale qui mène à l'inconscient du créateur, véritable lieu de fantasmes. En analysant une pléiade d'auteurs dans des domaines très différents (littérature, peinture, musique, danse), l'auteur illustre les différentes fonctions de la création et montre qu'elle coexiste avec différentes formes de pathologie.
(Coll. Études Psychanalytiques, 28.00 euros, 278 p.)
ISBN : 978-2-343-10723-3, ISBN EBOOK : 978-2-14-003436-7

UNE VOIX S'EST TUE
Parlons – Le déclin d'une civilisation n'est pas une fatalité
Charvet Bernard Christiane
Que sont devenues l'école, la famille et la religion ? Quelle importance prend un discours scientifique et comptable, qui livre l'être humain aux lois du marché ? Les attentats terroristes interrogent sur les failles d'une société incapable de contenir la pulsion de mort caractéristique de la barbarie. Sous l'égide d'un capitalisme sauvage, les liens sociaux se sont distendus et les idéaux se sont érodés. Ces effondrements successifs ont fait le lit d'un intégrisme religieux, offre funeste à

laquelle une jeunesse désorientée n'aura pas de mal à adhérer. Mais l'être humain a de belles ressources, si tant est qu'il veuille les utiliser.
(Coll. Études Psychanalytiques, 22.50 euros, 226 p.)
ISBN : 978-2-343-11315-9, ISBN EBOOK : 978-2-14-003342-1

JE PENSE, DONC JE SOUFFRE
Petit traité de vie consciente
Réale Camille - Préface du Dr. Christophe Massin
Ce formidable outil qu'est la pensée peut se transformer en un instrument d'aliénation, voire de tourment. Sur la base de ce constat, l'auteur, psychologue clinicienne, nous présente un travail sur soi fondé sur la conscience, qui permet de sortir de l'enfer des pensées et des émotions perturbantes qu'elles génèrent. C'est donc à une véritable aventure intérieure libératrice que l'auteur nous convie dans ces pages qui synthétisent sa démarche personnelle de transformation de soi et sa longue expérience professionnelle de l'écoute de l'âme humaine.
(14.00 euros, 124 p.)
ISBN : 978-2-343-11533-7, ISBN EBOOK : 978-2-14-003366-7

CAHIERS OUBLIÉS
Chronique fictive d'une errance psychodysleptique
Marsel Charles
Une expérience est d'ordre psychodysleptique quand ses effets perturbent l'activité mentale consciente, induisent une dimension irrationnelle du jugement, déclenchant une psychose. Est-cela qui affecte le personnage des *Cahiers oubliés* ? L'homme peut-il s'évader du présent ? Entreprendre cette expérience, n'est-ce pas prendre le risque d'être submergé par la folie ? Et le sujet est-il dominé par les contenus irrationnels de sa psyché, ou assistons-nous à une métamorphose psychique ?
(Coll. Santé, sociétés et cultures, 22.50 euros, 220 p.)
ISBN : 978-2-343-11699-0, ISBN EBOOK : 978-2-14-003491-6

PSYCHOLOGIE DE L'INCONSCIENT ET PAGANISME STELLAIRE INDO-EUROPÉEN
Le mythe de la création des Hyperboréens
Marsel Charles
Cet ouvrage met en avant l'essence psychologique complexe du mythe des origines dans sa relation au langage, à la manifestation de la psyché consciente créative, à la mémoire à long terme, inépuisable source de l'information. Il décrit avec minutie la dimension intemporelle inhérente au mythe de création des anciens Scandinaves. La technique analytique mise en place par l'auteur dévoile donc le mystère attaché au testament culturel des Hyperboréens.
(Coll. Psychanalyse et civilisations, 26.00 euros, 262 p.)
ISBN : 978-2-343-10876-6, ISBN EBOOK : 978-2-14-003490-9

L'INTELLIGENCE PRISMATIQUE
Ce que les machines nous envient
Norrito Magali
Ce livre invite le lecteur à découvrir une nouvelle forme d'intelligence : l'intelligence prismatique. Avec un langage simple et une approche pédagogique

affirmée, Magali Norrito nous révèle les secrets du processus mental à travers l'analyse de ses stratégies d'adaptation hors et sous pression.
(30.00 euros, 304 p.)
ISBN : 978-2-343-10979-4, ISBN EBOOK : 978-2-14-003077-2

L'ÉMOTION, SOURCE DE CONNAISSANCE
Avron Ophélia
Préface de Florence Giust-Desprairies et postface de René Kaës
Ophélia Avron propose une théorie des émotions s'articulant à la thèse freudienne de la sexualité infantile fondée plus spécifiquement sur une fonction d'interliaison psychique appelée « émotionnalité participative ». Cet ouvrage porte ainsi sur les dysfonctionnements de l'émotionnalité rythmique et présente les avancées, que rend possibles cette théorie, dans la compréhension et le traitement des dérégulations interpsychiques.
(18.00 euros, 170 p.)
ISBN : 978-2-343-11514-6, ISBN EBOOK : 978-2-14-003093-2

ÉMOTIONS ET APPRENTISSAGES
Pham Quang Long – Préface de Jean-Marie Barbier
Invitation à la lecture de Mireille Cifali - Postface de Pierre Livet
Apprendre de, apprendre par, apprendre dans les émotions : peu de questions présentent un enjeu social et personnel, un enjeu théorique et méthodologique aussi fort pour la recherche et la formation. Loin d'être des états transitoires, les émotions trouvent leur pleine portée dans la mise à jour du rapport qu'elles entretiennent avec l'engagement et la construction du sens dans l'action. À l'occasion d'une immersion en soin mortuaire - méconnu et pourtant essentiel - sont avancées des propositions analysant le rapport entre émotions situées et apprentissages en situation de travail.
(Coll. Action et savoir, 28.00 euros, 280 p.)
ISBN : 978-2-343-11428-6, ISBN EBOOK : 978-2-14-003188-5

DE LA HAINE À L'AMOUR
Les relations humaines dans la vie privée et professionnelle
Cuevas Fernando – Préface d'Eugène Enriquez
Fernando Cuevas s'attache à décrire les différentes relations humaines que nous mettons tous en jeu les uns envers les autres, que ce soit au sein de notre vie privée, ou bien dans le cadre de notre vie professionnelle. Cet ouvrage explore différentes modalités de la relation humaine allant du refus à la fusion avec l'autre.
(Coll. Perspectives organisationnelles, 29.00 euros, 284 p.)
ISBN : 978-2-343-11107-0, ISBN EBOOK : 978-2-14-003095-6

NOURRIR LE COLLECTIF
Sortir de l'individualisation pour sauver le travail
Grasset Yves
Il semble aller de soi que le travail témoigne de la réalisation d'une œuvre commune. Pourtant, aujourd'hui, le collectif se fissure, se morcelle, et ce dans un ensemble toujours plus vaste d'environnements professionnels. L'individualisation dans la mesure des performances, la mise en concurrence entre services, départements ou

équipiers de la même organisation, accélère ce délitement. Cet ouvrage identifie donc les conditions et les conséquences palpables de ce recul des liens, et propose des modes de traitement et de revitalisation de ces liens.
(Coll. Clinique et changement social, 24.50 euros, 230 p.)
ISBN : 978-2-343-11575-7, ISBN EBOOK : 978-2-14-003273-8

MARIE LANGER
Une psychanalyste féministe en Argentine
Sous la direction de Susana Elkin et Martin Reca
Au moment où la barbarie prend des formes planétaires inédites, la figure de celle qui a été pionnière de la psychanalyse en Argentine, Marie Langer (1910-1987), mérite d'être mieux connue du public français. Les valeurs qu'elle a défendues, les combats qu'elle a menés pour la liberté, la prise en compte de l'influence de la société sur l'individu, les droits des femmes ou encore la nécessité du dire, sont toujours d'une criante actualité. La conviction profonde de Marie Langer pourrait se résumer ainsi : la psychanalyse est l'une des meilleures armes de la civilisation contre la barbarie et l'oppression des minorités.
(Coll. Psychanalyse et civilisations, 15.50 euros, 142 p.)
ISBN : 978-2-343-10714-1, ISBN EBOOK : 978-2-14-003133-5

WILHELM REICH OU LE COMPLEXE DE PROMÉTHÉE
Delmas Pierre
Cet ouvrage propose de revisiter tous les grands concepts qui ont fait aussi bien la renommée que le rejet dans les milieux psychanalytiques de Wilhelm Reich. Une place est également accordée à la biographie tant l'oeuvre du savant est indissociable de sa vie. La relecture de son oeuvre avec plus de recul et d'ouverture d'esprit résonne, dans cette période troublée que nous vivons actuellement, comme un avertissement d'une terrible lucidité que son époque n'a pas voulu entendre.
(Coll. Études Psychanalytiques, 35.00 euros, 340 p., Illustré en N&B)
ISBN : 978-2-343-10970-1, ISBN EBOOK : 978-2-14-002852-6

CLINIQUE D'ORIENTATION PSYCHANALYTIQUE
Recherches en éducation et formation
Coordonné par Louis-Marie Bossard
Créée en 2009, la revue électronique *Cliopsy* est reconnue par la communauté des sciences de l'éducation comme une revue de référence. Elle offre deux fois par an un espace de travail aux chercheurs se réclamant de l'approche clinique d'orientation psychanalytique dans le champ de l'éducation et de la formation. Elle témoigne ainsi, année après année, de l'actualité toujours féconde de cette approche. Cet ouvrage reprend donc les articles écrits par les sept fondateurs de la revue, auxquels sont joints quatre articles d'auteurs étrangers.
(Coll. Savoir et formation, série Psychanalyse et Éducation, 26.00 euros, 252 p.)
ISBN : 978-2-343-11463-7, ISBN EBOOK : 978-2-14-003249-3

L'HARMATTAN ITALIA
Via Degli Artisti 15; 10124 Torino
harmattan.italia@gmail.com

L'HARMATTAN HONGRIE
Könyvesbolt ; Kossuth L. u. 14-16
1053 Budapest

L'HARMATTAN KINSHASA
185, avenue Nyangwe
Commune de Lingwala
Kinshasa, R.D. Congo
(00243) 998697603 ou (00243) 999229662

L'HARMATTAN CONGO
67, av. E. P. Lumumba
Bât. – Congo Pharmacie (Bib. Nat.)
BP2874 Brazzaville
harmattan.congo@yahoo.fr

L'HARMATTAN GUINÉE
Almamya Rue KA 028, en face
du restaurant Le Cèdre
OKB agency BP 3470 Conakry
(00224) 657 20 85 08 / 664 28 91 96
harmattanguinee@yahoo.fr

L'HARMATTAN MALI
Rue 73, Porte 536, Niamakoro,
Cité Unicef, Bamako
Tél. 00 (223) 20205724 / +(223) 76378082
poudiougopaul@yahoo.fr
pp.harmattan@gmail.com

L'HARMATTAN CAMEROUN
TSINGA/FECAFOOT
BP 11486 Yaoundé
699198028/675441949
harmattancam@yahoo.com

L'HARMATTAN CÔTE D'IVOIRE
Résidence Karl / cité des arts
Abidjan-Cocody 03 BP 1588 Abidjan 03
(00225) 05 77 87 31
etien_nda@yahoo.fr

L'HARMATTAN BURKINA
Penou Achille Some
Ouagadougou
(+226) 70 26 88 27

L'HARMATTAN SÉNÉGAL
10 VDN en face Mermoz, après le pont de Fann
BP 45034 Dakar Fann
33 825 98 58 / 33 860 9858
senharmattan@gmail.com / senlibraire@gmail.com
www.harmattansenegal.com

www.ingramcontent.com/pod-product-compliance
Lightning Source LLC
LaVergne TN
LVHW010939061026
849535LV00007B/2478